武汉音乐学院 2024 年校级科研项目资助成果，项目编号：2024xjkt01

团体音乐治疗在儿童、青少年群体中的临床实践研究

李傲翼　著

重庆出版集团 重庆出版社

图书在版编目（CIP）数据

团体音乐治疗在儿童、青少年群体中的临床实践研究 /
李傲翼著 . -- 重庆 ： 重庆出版社，2024. 7. -- ISBN
978-7-229-18859-7

Ⅰ．R454.3

中国国家版本馆 CIP 数据核字第 2024XL8518 号

团体音乐治疗在儿童、青少年群体中的临床实践研究
TUANTI YINYUE ZHILIAO ZAI ER'TONG QINGSHAONIAN
QUNTI ZHONG DE LINCHUANG SHIJIAN YANJIU

李傲翼　著

责任编辑：袁婷婷
责任校对：廖应碧
装帧设计：寒　露

重庆出版集团
重庆出版社 出版

重庆市南岸区南滨路 162 号 1 幢　邮编：400061　http://www.cqph.com

定州启航印刷有限公司印刷

重庆出版集团图书发行有限公司发行

全国新华书店经销

开本：710mm×1000mm　1/16　印张：14　字数：200 千
2025 年 2 月第 1 版　2025 年 2 月第 1 次印刷
ISBN 978-7-229-18859-7

定价：88.00元

如有印装质量问题，请向本集团图书发行有限公司调换：023-61520417

前　言

　　音乐是一门情感表达艺术，能引发人类强烈的情感。也可以理解为，音乐对人的心理能产生一种比其他艺术形式更加强烈、深刻的感染力和影响力。音乐对情绪的影响尤为明显，而情绪又影响着人的身心健康。所以说，音乐不仅是一门情感的艺术，也是一种有效的治疗手段。这都来源于人类的"音乐性"。

　　音乐是人类的普遍特质。纵观历史，它在世界各地人民的生活中一直扮演着重要的角色。"音乐性"（musicality）被定义为人对音乐刺激的反应性或感受性。另外，它还包括人对音乐的欣赏或理解，但是，不一定包括音乐表演的技术能力。[1] 从这个意义上讲，所有的人都具备某种程度的音乐性。因为，每个人都能够以自己周围的文化的某种形式对音乐做出反应，甚至具有严重的身心障碍的人也会通过某种方式，对音乐做出自己的反应。例如，在冯小刚导演的剧情电影《芳华》中，文工团的舞蹈演员何小萍受刺激精神失常，在住院期间观看慰问演出歌舞表演的过程中，悄然离场，身着病号服在草坪上独自起舞。当她舞蹈完毕睁开眼睛的那个瞬间，她的眼神不再空洞，变成笃定而不需要任何人肯定和评价的眼神，没多久她就康复出院了。虽然这是电影导演的艺术化处理，但也从另一个角度说明音乐具有疗愈性。

　　那么人类为什么会具有音乐性，音乐性又是如何产生的呢？人们可以从基因突变与适应环境的角度来看，一种能让某个物种具备生存价值的属性会被保留下来，并且还可能得到提升，甚至此物种的所有成员都具备这种属性。就如长颈鹿的脖颈、美洲豹的奔跑速度，皆以此种方式发展而来。那么以进化论的观点来看待音乐，音乐最基本的要素是节奏。研究身体节律的时间生物学家发现，疾病的表现之一是身体节律的缺失。比如，复杂的节律失调可能是孤独症、躁狂忧郁症、杂语症的表现，还可能是失语症或其他学习障碍等病症的表现。而在言语和音乐中也会有与节奏和时间次序相通的现象，人类处理与时间次序问题相关的能力可能是进化的选择。基于此，音乐通过母婴联结、语言获得、独特认知、社会组织等方式使人类获益。

目 录

第一章　音乐治疗概述

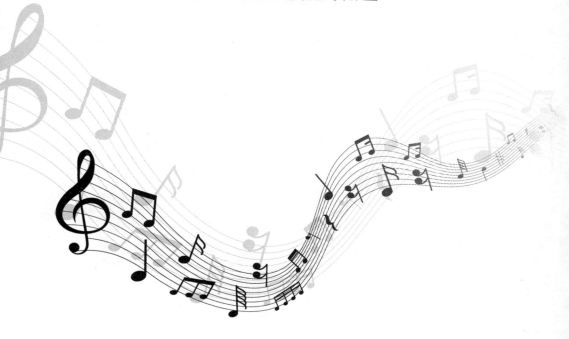

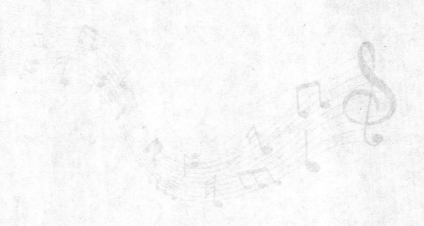

第一节 音乐治疗的定义

音乐治疗是一门新兴的，集音乐、医学、心理学于一体的边缘交叉学科，也是音乐在传统艺术欣赏和审美领域之外的应用和发展。说起借助音乐治疗疾病，很多人就觉得音乐是一种药品，可以由音乐治疗师根据病症开具"音乐处方"。这种想法是从"生物模式"看待音乐治疗，是对音乐治疗的误解。近年来，随着音乐治疗学科的迅速发展，对音乐治疗学科属性的界定给出了多种解释。

《中国医学百科全书》认为，音乐是表达人们思想感情、反映现实生活的一种艺术。合适的音乐可以调节人们的情绪，有益于身心健康。人们能够通过选用音乐，达到预防和治疗疾病、促进集体康复的效果。[2]

《中国大百科全书·音乐舞蹈卷》（1989 年版）是这样对音乐治疗进行定义的：音乐治疗学是研究音乐对人体机能的作用，以及如何应用音乐治疗疾病的学科，属于应用心理学的范畴。[3]

上海音乐学院普凯元教授编著的《音乐治疗》一书中，将音乐治疗定义如下：以特定的方法减轻疼痛和改善健康的一门科学，将音乐这门艺术与治疗这门科学加以联系，有控制地让音乐来治疗和康复人的躯体疾病和精神障碍，保持或增进身体和心理健康。[4]

中国音乐治疗学科奠基人张鸿懿教授在《音乐治疗学基础》一书认为：音乐治疗是新兴的边缘学科，以心理治疗的理论和方法为基础，运用音乐特有的生理、心理效应，使求助者在音乐治疗师的共同参与下，通过各种专门设计的音乐行为，经历音乐体验，达到消除心理障碍、恢复或增进身心健康的目的。[5]

英国音乐治疗协会（British Association for Music Therapy）主席、大提琴家朱丽叶·阿尔文在其学术代表作《音乐治疗》一书中定义音乐治疗为："借助音乐对具有身体性、精神性、情绪性失调的成人和儿童进行治疗、恢复、教育和训练的一种计划性、意识性的实践。"[6]

澳大利亚音乐治疗协会（Australia Music Therapy Association）曾对音乐治疗进行过定义：音乐治疗是对那些因社会交流、情绪、身体或智力上缺乏应有的能力，需要特殊帮助的儿童、青少年和成年人，有计划、有控制地实施音乐活动，以达到治疗目标的一门科学。[7]

加拿大音乐治疗协会（Canada Music Therapy Association）则如此定义音乐治疗：音乐治疗师通过熟练使用音乐元素，达到促进、维护患者心理、生理、情感和精神健康的目的，即为音乐治疗。

不同国家、不同组织的专家学者对音乐治疗属性的界定有自己的意见。目前，权威的定义为前美国音乐治疗协会（America Music Therapy Association）主席、天普大学音乐治疗学教授布鲁夏在《定义音乐治疗》中对音乐治疗的定义："音乐治疗是一个系统的干预过程，在这个过程中，治疗师利用音乐体验的各种形式，以及在治疗过程中发展起来的、作为治疗的动力的治疗关系，帮助来访者达到健康的目的。"[8]

布鲁夏教授对音乐治疗的定义强调了三点。

第一，音乐治疗并不是无计划、随意、不具任何临床治疗意义的音乐活动，而是一个科学的、系统的治疗干预过程。这个过程包括了评估、干预和评价三个阶段。治疗师对治疗对象的症状、问题、生活背景与成长经历进行评估，根据评估的结果提出治疗目标与计划；在干预过程中音乐治疗师利用各种形式的音乐活动帮助治疗对象达到治疗目标；治疗师需要在治疗后对治疗干预过程进行评价，以确定治疗干预过程是否达到了设定的治疗目标。如果没有得到专业音乐治疗师的指导，只是随意使用音乐进行的活动，并不能称为音乐治疗。

第二，音乐治疗中使用的如听、唱、器乐演奏、音乐创作、歌曲填词、即兴演奏、音乐律动、音乐绘画等多种音乐形式所带来的音乐体验，是引发治疗性改变的催化剂。音乐治疗并不是像大多数人想象的那样，仅仅只有聆听的方式，而是干预的方法多种多样，每一种不同的音乐治疗方法也有其自身的特点，并且适用于不同的人群及相关的问题。

第三，音乐治疗过程涵盖音乐、治疗对象和有专业背景的音乐治疗师等三要素。以学习障碍青年小明的音乐治疗为例，小明是一位非常内向的大学生，最近因为考试失利有些烦恼、情绪低落。小明是音乐治疗实施的对象，治疗对象一般会带着已经困扰到他个人生活、工作和社会交往的具体问题来求助。有了治疗对象，就有了音乐治疗的工作对象和目标。因为情绪低落，小明来向音乐治疗师寻求帮助。音乐治疗师是第二个要素，作为音乐治疗师，首先需要掌握相关的医学、心理学和音乐方面的基础知识，在音乐治疗临床技术方面还有一定要求。所以音乐治疗师需要经过系统的专业训练和学习，通过各种音乐治疗技术，让治疗对象达到适应社会、矫正妨碍社交的异常行为，从而达到使患者获得身心健康的目的。在治疗开始前，治疗师会对小明进行一系列评估，比如肢体能力、认知能力、语言能力等，在评估中治疗师发现小明的情绪一直很低落，脸上没有微笑，从不主动表达。从而确定小明的治疗目标为提高小明的积极情绪和主动性表达。在治疗中，音乐治疗师运用音乐为小明缓解他低落的情绪。这里就是音乐治疗的第三个要素——音乐。治疗师为小明选择了一首欢快的歌曲进行演唱，并让小明以"想去的城市"为主题对歌词进行改编后，再次演唱这首属于小明的歌。这些音乐活动不仅为小明提供了主动表达自己想法的机会，也让小明在聆听音乐和改编歌词中寻找到积极资源，以此提升他的积极情绪。

第二节　音乐治疗的发展历程

关于音乐的起源，有劳动说、模仿说、情感交流说、巫术说等，音乐的疗愈可以追溯到几千年以前，那时就已经有了"通神"的巫师用音乐治疗患者，在古埃及、古中国、古印度、古希腊和古罗马的文献中，都不乏关于音乐疗愈的记录。

早期的游牧民族为了生存而联合成小规模的群体，通过狩猎和采集食物力求维持生活。男性狩猎，女性采集果实。此时，游牧民族为了生存面对的障碍远远大于科技发达的现代，由于生存问题而产生各种各样的焦虑，比如人的疾病、死亡、生育、自然灾害等。遇到这些问题时，他们自身的力量解决不了。对于无法解释的事物，他们选择用神灵来解释。当遇到困难的时候，他们乞求神灵的帮助。巫师则成为人与神灵沟通的媒介，人们在巫术活动中求助于神灵的力量。著名美学家科林伍德在《艺术原理》中则明确指出，巫术活动总是包含舞蹈、歌唱、绘画或造型艺术等活动，几乎可以肯定，原始艺术活动的巫术动机、目的是相当明确的。当时的人们认为敌对部族的魔法是他们患病的原因，患病的人是无辜的，应该得到应有的治疗。这时巫师不仅要确定疾病的原因，还要驱逐病人身上的幽灵和魔鬼。为了使患者病情好转，巫师进行降神仪式中的歌舞活动，可以为病人提供精神和情绪的支持。

古希腊人认为，音乐对思想、情绪和躯体健康具有特殊的力量。他们认为治疗的场所、人员及事务是神圣的，比如在神庙里专职唱圣歌的人，还有为情绪紊乱的病人开出的音乐处方。这折射出当时的人认为，音乐可以直接影响人的情绪和改善个性。古希腊的著名思想家亚里士多德在他的《政治学》中提出音乐有情绪宣泄价值；柏拉图认为音乐是心灵的药物；毕达哥拉斯认为由音乐产生的情绪可能与不同调式或音节的组合有关，并提出"音乐医学"的概念。此外，《圣经》中曾记载扫罗王召大卫鼓琴驱魔，使自身的抑郁症得到治愈。

文艺复兴时期，解剖学、生理学、临床医学的发展标志着科学医疗的开始。这个时期音乐不仅仅被用来治疗忧郁、绝望和疯狂，而且被医生描述为预防性的药物，特定的音乐更是成为加强情绪健康的有力治疗工具。对于能够负担现场演出的昂贵费用的富人来说，音乐可以帮助他们保持一种对生活的积极态度。

18世纪之后，各门科学迅速发展，音乐治疗理论更加科学化。帕博克特医生提出"要控制音乐在治疗中的作用，治疗师就该具备特别的音乐知识"的观点。莫扎特好友梅斯梅尔提出："将音乐用于催眠。"欧洲各国陆续出版了不少关于音乐治疗的著述，把音乐当作一种科学来对待，主要从音乐治疗的效果和患者的感受方面进行研究和探讨。直至19世纪，医学界将音乐作为辅助治疗手段并开展了一系列的研究。李赫登塔尔出版了《音乐医生》一书，克梅特医生则发表了《音乐对健康和生活的影响》一文，两者皆从医学角度对"以音乐治疗疾病"进行了论述。

中国也是音乐治疗最古老的发源地之一，在我国古代文献中，有大量关于音乐治疗的论述和临床实例。

先秦时期，音乐治疗体系得以确立，这套体系引领和规范了我国整个传统社会的音乐治疗思想和实践。其中，《黄帝内经》与《乐记》两本著作中，均有大量文字论述古代音乐治疗实践，对于促进古代音乐治疗理论的形成与发展起着积极的作用。《黄帝内经》是我国现存医学文献中创作年代最早的一部典籍，它全面阐述了传统医学的理论体系，其中包括使用宫、商、角、徵、羽五种不同的音阶调治疗疾病的内容。用心、肝、脾、肺、肾等五脏的生克关系，结合宫、商、角、徵、羽五调，以及喜、怒、忧、思、悲、恐、惊七情，对人体发病的病因、病机及治疗做了论述。《黄帝内经》的《金匮真言第四》中指出："宫为脾之音，大而和也，叹者也；过思伤脾，可用宫音之亢奋使之愤怒，以治过思；商为肺之音，轻而劲也，哀者也，过忧伤肺，可用商音之欢快使之高兴，以治过忧；角为肝之音，调而直也，叫呼也，过怒伤肝，可用角音之悲凉使之哀伤，以治过怒；徵为心之音，和而美也，喜也，过喜而伤心，可用徵音之火热使之惊惧，以治过喜；羽为肾之音，深而沉也，吟者也，过恐伤肾，可用羽音使之思索冥想，以治过恐。"在聆听音乐时，让曲调、情志、脏器共鸣互动，起到动荡血脉、通畅精神和心脉的作用。从生理学上来说，当音乐震动与人体内的生理震动（心率、呼吸、血压、脉搏等）相吻合时，就会产生生理共振、共鸣。这就是《黄帝内经》所提出的"五音疗疾"的音乐身心基础。

《乐记》是我国现存创作年代最早的一部音乐理论经典著作，其根据先秦时包括歌舞在内的音乐艺术，详尽地论述了音乐的来源、音乐的创作、对音乐美感的认识，以及音乐与政治、社会生活的关系，在我国音乐美学发展史上产生了极为深远的影响。《乐记·乐本篇》中写道："凡音之起，由人心生也。人心之动，物使之然也。感于物而动，故形于声。声相应，故生变。变成方，谓之音。比音而乐之，及干、戚、羽、旄，谓之乐。乐者，音之所由生也，其本在人心之感于物也。"这里明确地概括了"声、音、乐"是三个不同的层次，一切音乐的产生，都源于人的内心。人们的内心活动时常受到外界事物的影响，当人的心理受到外物的影响而激动起来，就表现为"声（乐音）"。各种"声"相互应和，发生变化，产生条理次序，叫作"音（曲调）"。将音组合起来进行演奏和歌唱，配上以干戚羽旄为道具的舞蹈等，让人获得美的享受，同时心灵受到"乐"（le）的陶冶和净化，就成为"乐"（yue）。

由"声"到"音"再到"乐"，不仅是一个艺术生成的过程，也是一个情感心理形成的过程。《乐本篇》这样论述："乐者，音之所由生也，其本在人心之感于物也。是故其哀心感者，其声噍以杀。其乐心感者，其声啴以缓。其喜心感者，其声发以散。其怒心感者，其声粗以厉。其敬心感者，其声直以廉。其爱心感者，其声和以柔。六者，非性也，感于物而后动。"人们通过音乐这种自我表现和情绪释放的方式，能保持心理平衡和情绪稳定。即通过接触不同的音乐信息，人们可以体会到愉快、满足、轻松、愤怒等情绪体验，引起强烈的感情共鸣，调节自身的情绪，达到身心的平衡状态。

史学家司马迁在《史记·乐书》中写道，音乐可以"动荡血脉，通流精神，而和正心也"。三国时期著名文学家、养生学家、音乐家嵇康曾著《养生论》，其中记载了西汉窦公忧郁成疾，通过弹琴抒怀、宣泄感情、调节心志的故事，这是最早关于音乐治疗情绪疾病的文献实例。元代医生朱霞就明确指出："乐者，亦为药也。"他主张用音乐作为一种精神疗法，为病人解除痛苦。

直到 20 世纪，关于音乐治疗临床价值的系统研究才得以出现。由于留声机的发明，人们可以将录制好的音乐使用在临床实践中。第二次世界大战后，大量的士兵不仅是肢体受伤，心理上也受到了极大的伤害。加之，当时医疗水平有限、医院环境卫生无法得到保障，导致手术后的感染率和死亡率居高不下。这时，就有医生使用留声机播放音乐来安抚病人的情绪。很多医生开始邀请音乐家参与治疗工作，并对音乐促进健康的机制进行了系统研究。1944年和1946年，美国密歇根州立大学和堪萨斯大学先后建立了训练专业音乐治疗师的课程体系。1950年成立的美国音乐治疗协会，标志着音乐治疗作为一门新兴的学科诞生了。

1980年，美国亚利桑那州大学音乐治疗专家刘邦瑞教授到中央音乐学院讲学，第一次将系统的音乐治疗学介绍到了中国。从此，音乐治疗学在中国的沃土上逐渐成长起来。此后，部分医疗机构实验性地采用音乐治疗的方法，于一些患者在心理、生理的临床治疗中取得了很好的疗效。例如，北京回龙观医院在20世纪80年代就已将音乐治疗应用于临床。上海精神卫生中心也在精神病人的音乐治疗方面不断地探索，取得了可喜的成果。1988年，中国音乐学院建立音乐治疗专业，从此我国正式开始培养音乐治疗方面的专业人才。1989年，中国成立了音乐治疗学会，在此之后，许多音乐学、心理学、医学专家自发地参与到音乐治疗的学术研究之中，学会成为联系国内音乐治疗工作者的纽带，并促进了音乐治疗事业的发展。

迄今为止，世界上已有17个国家470所大学开设了音乐治疗教育专业。在欧美发达国家，音乐治疗已形成了一种社会职业，仅美国就有6000多名注册音乐治疗师在各种医疗部门工作。[9]

第三节　音乐治疗的基本功能

音乐治疗在临床中使用不同的方法、技术，产生了许多不同的理论流派。但不论是哪一种音乐治疗流派，在临床应用实践中都不可避免地会应用到音乐的生理/物理、人际/社会、心理/情绪和审美等四种功能。

大量的研究证明：音乐可以引起诸如血压降低、呼吸平稳、心跳平稳、皮肤温度升高、肌肉电位降低、皮肤电阻值下降、血管容积增加、血液中去甲肾上腺素和肾上腺素含量降低等多种生理反应，从而明显改善人体的内稳态。同时，因为大脑皮层的听觉中枢与痛觉中枢相邻，通过音乐刺激听觉中枢可以有效镇痛。音乐还能促进血液中内啡肽的产生，而内啡肽也具有镇痛效果。部分医院也尝试开展了音乐无痛分娩的实验项目，得到了很好的反响。著名音乐治疗学专家高天教授在 1986 年的"音乐对于疼痛的缓解作用研究"中，发现 32 名被试者在有音乐的条件下痛阈和耐痛阈，比没有音乐条件下的被试者提高了 20.23% 和 11.84%。美国的研究者通过研究发现，音乐可以显著增加人体内免疫球蛋白 A 的含量。

音乐具有非语义性，音乐活动也是一种社会交往活动。社交不足会对人的心理健康产生不良影响，从而可能导致心理疾病和精神疾病的发生。音乐治疗活动能为治疗对象提供一个人际交往的学习平台，在这里，治疗对象可以学习和提高他们的语言表达能力、克制消极行为的能力、与他人合作的能力等，并泛化至日常生活当中，从而提升自信与自我评价。

音乐对人的心理和情绪也有巨大的影响，亚里士多德曾提出了"同步原则"（ISO principle）。也就是说，通过使用与治疗对象当下情绪状态同步的音乐，让音乐与治疗对象的情绪发生共鸣，促使治疗对象及时将自己的消极情绪宣泄出去。此后，再逐渐改变音乐的情绪特点，通过支持和强化内心的积极音乐，慢慢改变病人消极的情绪状态，最终建立积极的认知。这也是音乐治疗临床实践中，治疗者需要遵守的原则。

音乐具有审美性，这是人类特有的体验。布鲁夏曾说道，"生命是美的，即使是痛苦的生命也是美的"。所以，人们在观赏电影里感人的情节时，会为痛苦的生命而感动。人关于美的体验可以解释为一种对自我内部积极生命力的体验，它能帮助人类增强应对痛苦、恐惧、压力和疾病的能力。音乐治疗使治疗对象将创伤体验转化成一种悲剧美的体验，把创伤事件带来的消极影响转化为深刻而又积极的体验。[10]

第四节　音乐治疗的疗效机制

一个乐音在到达人的听觉器官之前，是谈不上具有情绪性质的。一般声音通过听觉器官，经人耳的听神经纤维复杂的路线到达大脑皮层，其中，来自左右耳的讯号会经过下丘脑等中继站进行交换、整合，这是乐音转化为情绪的关键。不同的音乐使人产生不同的生理反应。例如，心率和脉搏、血压、体内活性物质，以及脑电波的变化等等。音乐节奏还可以明显地影响人的行为节奏和生理节奏。例如，呼吸频率、生理唤醒水平、运动速度节奏、心率。

人们常识性地知道，音乐是可以影响情绪的，从而提高或改变认知。在音乐治疗中，由音乐作为感觉刺激物引起的反应，既是生理反应，也是心理反应。有实验显示，大脑对音乐情绪的处理存在左右偏侧性，也就是说，不同偏侧的颞叶受损，音乐情绪反应异常的类型则存在差异。左侧颞叶负责处理正性音乐情绪，右侧颞叶负责处理悲伤等负性音乐情绪。以协和与不协和的和声作为音乐刺激，通过功能磁共振成像（FMRI），观察正常人的被试边缘系统和杏仁核的活动状况可以发现，不论是处理积极音乐情绪还是消极音乐情绪，杏仁核都尤为重要。杏仁核中至少有两种处理不同类型情绪的神经回路，积极的音乐刺激可使杏仁核更为活跃。根据康姆巴里尤的观点，音乐在任何时候都对情绪有促进或缓和作用、兴奋或松弛的作用。不是引起各种病理变化，就是趋向治愈某种紊乱、稳定情绪、促使其恢复正常。[11]

单就音乐体验的心理反应来看，音乐能够使人产生联想，帮助人自我表现，唤起人的深层潜意识结构中的东西。西格蒙德·弗洛伊德（Sigmund Freud）认为，音乐能作用于本我，也能抑制这种本能。音乐有助于增强自我、帮助释放和控制情绪，使人产生一种意图感。音乐能使某些情绪得到升华，通过审美和情绪体验，使需求得到最大限度的满足。因此，由音乐所唤起的情绪，常常与听者过去的成功或失败的经历和体验相联系，是潜意识层面的。这些非音乐性的东西，往往是影响来访者心理健康的症结所在。在治疗中，使用抑郁、悲伤、痛苦、愤怒和充满矛盾情感的音乐来激发来访者的情绪体验，可以帮助来访者尽可能多地把消极的情绪发泄出来。[12]

第二章　团体音乐治疗概述

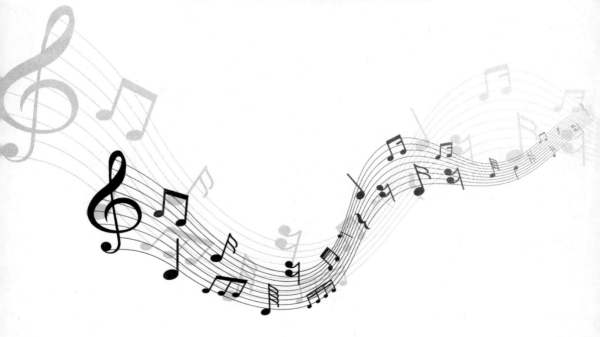

第一节　团体音乐治疗的概念与独特性

团体音乐治疗作为团体心理治疗的一个分支，与团体心理治疗有很多相同点，也有自己的独特性。1905年，美国内科医生普拉特组织了最早的团体心理治疗——一个由20多位肺病患者组成的治疗小组，每周进行1~2次对肺病常识、治疗与康复疗养的讲解，并组织团体成员进行分享与讨论，以激发患者对抗肺病的信心和勇气。1920年，维也纳精神科医生莫雷诺首创心理剧，传入美国后被命名为"团体治疗"或"团体心理治疗"。

20世纪，斯拉夫森将团体心理治疗应用于青少年团体，并将团体心理治疗分为活动型与分析型两类。第二次世界大战期间，大量参战士兵不仅出现生理损伤，也都受到不同程度的心理伤害。由于团体心理治疗的需求扩大，其发展也呈爆发式上涨。美国社会心理学家勒温提出，团体是一个动力场，此"场论"概念也为团体心理治疗的发展做出了特殊贡献。美国"国家训练实验室"（又称"人际关系训练实验室"）开拓了团体心理治疗面向正常人群，促进心理成长的发展培训。人本主义心理学家罗杰斯在1960年开创"交朋友小组""敏感性小组""T－训练小组""个人成长小组""潜能发展小组""团体建设小组""基础交友小组""感知小组"等多种形式。

以团体心理治疗为基础的团体音乐治疗也开始出现，它吸收了团体心理治疗的技术和方法，同时发挥了音乐的独特性。团体音乐治疗是一种以音乐为手段、以团体形式进行的音乐治疗，目标是促进个人的自我探索和发展。音乐不仅能表现个体的情感，还能表现一个集体、一个民族的情感，代表一个集体的共同意志。音乐是一个民族或群体的生活习惯和文化传统的象征。人们通过歌曲、舞蹈、器乐等形式，表达了一个群体的文化和心理特征，也据此帮助其他人了解一个民族的文化特征和集体无意识的心理特征。音乐也是情绪的语言，情绪感受是人内心真实的体验，由于自体的客体化，个体经常把自己的情绪体验隔离。音乐可以唤起和传达个体深层次的、被压抑的情绪和情感体验，这些被压抑的体验的出现，又让个体产生了新的体验、理解和表达，促使个体因为内心矛盾而产生的极端行为和思维模式开始瓦解。[13] 而且，个体在音乐的氛围中常常会做出逻辑思考和伦理道德的评判，促使人敏锐地感知他人的感受和需要，也能意识到自己是如何与他人相连接的。[14] 这种体验使个体不但能进行深刻的自我觉察，还能与世界、他人产生更为深刻的联结。[15]

团体音乐治疗是运用团体心理治疗的工作模式和相关技术，并与音乐治疗结合在一起的一种音乐治疗形式。与个体的音乐治疗形式和目的不同，团体音乐治疗可以为来访者提供一个模拟小社会的环境，让来访者感受到联结、抱持、接纳和放松。在个体音乐治疗中，来访者与音乐治疗师通常是一对一的关系，工作的重点一般是帮助来访者解决个人的生理、心理层面的困扰和障碍。团体音乐治疗工作的重点，并不是治疗师与每一位来访者的关系，而是强调小组成员彼此之间的动力关系。

音乐治疗的团体通常由 1~2 名音乐治疗师（1 名主治疗师，1 名助理治疗师）带领，治疗对象一般为 8~12 人。治疗师会根据来访者的年龄、文化背景、音乐偏好等，选择音乐并设计团体活动。如果把团体视为一个人，音乐治疗师的角色更像一名协助者，在团体音乐治疗进行的过程中，治疗师运用各种不同种类的音乐活动和体验，帮助来访者探寻自己与音乐的关系、自己与自己的关系、自己与团体的关系。在音乐的陪伴和团体的氛围中，小组成员向内可以感受自己的情绪状态，向外可以感受他人并与他人进行交流。对于一些语言交流有障碍的成员来说，也可以运用乐器、音乐律动等方式，这会使小组成员之间更容易建立联结，使交流更加自然和放松。在团体音乐治疗进入结束环节之前，音乐治疗师也会鼓励团体成员表达自己当下的感受，强化积极正向的资源，每一位小组成员的感受在团体中都可以被接纳，成员之间也可以相互支持和学习。

第二节　团体音乐治疗的基本理论

团体心理治疗不断发展，形成了如动力性团体、结构性团体、存在主义团体等不同类型、不同流派的团体心理治疗方法。精神分析、人本主义、存在主义、团体动力学等心理学理论，为团体音乐治疗奠定了基础。

弗洛伊德的经典精神分析理论从发展的角度表述了人类意识的结构，认为个体可以通过对症状的原因的理解而达到心理健康，即治疗师可以通过对潜意识的分析帮助患者实现自我内省，了解自己症状的内涵和意义，从而达到治疗的目的。弗洛伊德将人的精神结构分为"本我""自我"和"超我"，人是被"快乐原则"所主导的，聚焦在对本能需要的满足。人的心理状态在人出生的时候是一个未分化的本我状态，此时"快乐原则"是追求对本能的内驱力的及时满足。大约两岁时，个体会因"本我"

的冲动反应而受挫，分化出"自我"，"快乐原则"服从于"现实原则"。也就是说，此时个体需要考虑现实的外界周围环境条件，以获得更大的满足。四岁时，个体将周围的道德标准内化为"超我"，超我对个体自身进行观察并进行评价。而"自我"的功能则是在本我的本能要求的冲动和超我的道德压力与现实要求之间寻求平衡。弗洛伊德的"潜意识"理论认为，人的精神活动由意识和潜意识构成，意识指个体可以直接感知到的心理活动，潜意识包括心理活动中人们不能认知或没有人知道的部分。潜意识来自个体的原始冲动、本能和人出生后的多种欲望，由于人的部分欲望于社会标准所不容，故被压抑在潜意识中。精神分析理论认为，治疗目标应该将潜意识中的矛盾冲突提升到意识的层面上来，音乐是使潜意识的感情提升至意识层面的有效途径。

　　人本主义强调个体在成长过程中的主观能动作用，在未见的主观或客观世界里，都可能存在改变自我的积极潜能。亚伯拉罕·马斯洛（Abraham H.Maslow）提出的"需要层次理论"，将人类动机需求分为生理、安全、社交、尊重、自我实现等五种需要，这是人类行为动机的源泉。人本主义认为，只有在生活中经常产生"高峰体验"才能顺利达到自我实现，所以"高峰体验"是自我实现重要的催化剂。而审美同样也能满足人较高层次的心理需求，只是现实生活中这种"高峰体验"的出现概率相对较少，由于审美需求的满足往往受客观因素的限制，很多人在现实中无法自我认同。团体音乐治疗当中多样化的音乐体验方式，能让人本主义的高峰体验理论及审美需求的应用达到极致。其中主要方式是让来访者在生活中未能解决的遗憾伴随着音乐艺术审美的过程，在音乐治疗师的引导下，在音乐所描绘渲染的意境中升华。罗杰斯认为，自我概念对人的适应行为有重要影响，由此提出以人为本的治疗理论。在治疗过程中强调对来访者无条件的积极尊重，鼓励来访者真实地表达自我，以对于真实自我的接纳促进来访者自我的成长。

美国存在主义心理学家罗洛·梅创立的存在主义心理学强调人的存在性。他认为人类以周围世界、人际关系世界、自我内在世界三种方式存在，强调人际关系、社会关系、文化对人格发展的重要影响。之后形成的存在-人本主义哲学曾围绕"使普通人获得更高的成就和更丰富的体验方法"展开人类潜能运动。在此运动中，罗杰斯提出了"来访者中心疗法"，即在无条件积极关注的氛围下创造一个良好的治疗环境，使来访者能学习如何自我实现。在这些理论的指导下，团体音乐治疗利用音乐优势，强调为来访者提供安全的治疗环境，以期建立音乐、来访者、治疗师三者的和谐关系。

心理学家勒温建立了"团体动力学"，这是团体心理治疗的重要理论基石。团体具有吸引各位成员的凝聚力，这种凝聚力来自成员对团体内部建立起来的一定的规范和价值的遵从，它强有力地把个体的动机需求与团体目标结构联结在一起，使团体行为深深影响个体行为，团体内有个体所没有的动机特征。这为调动同伴群体的教育资源、开展团体音乐治疗活动提供了理论依据。团体由人组成，是一个有机体，也有一个从不成熟到成熟的发展过程，规范、沟通和凝聚力发挥了重要作用。团体规范集中反映了团体期待的动力和团体的价值观，它强有力地控制团体成员的行为，促进团体目标的实现。团体成员之间的互动是以沟通为纽带的，沟通是人与人之间的信息交流和传递，而信息之所以能起到交流思想和情感的作用，主要在于它是具有意义的符号，人的社会互动正是在符号沟通的基础上实现的。凝聚力是以团体中的人际吸引为基础的，指团体成员之间的相互吸引，以及团体成员的吸引力。凝聚力是团体发展的动力机制，在团体音乐治疗中也是不可或缺的。[16]

第三节 团体音乐治疗的技术与方法

团体音乐治疗的具体治疗技术非常丰富，主要分为接受式、再创造式和即兴演奏式音乐治疗。

接受式音乐治疗主要与聆听相关，强调聆听音乐以及由聆听音乐所引起的各种生理和心理的体验。利用各种形式的声音和音乐情绪，以及不同的聆听方式，促进听觉能力，引导与刺激想象力。例如，歌曲讨论，可以引发团体成员之间的互动和情感交流，也可以帮助来访者识别和纠正不良的思维方式和行为。音乐回忆，指引发音乐所伴随的情感和回忆，治疗师要求治疗对象选择一首或数首歌曲在小组中播放。这些歌曲都是在治疗对象自己的生活中有着特别意义的，治疗师通过音乐回忆达到探索和了解治疗对象的生活历史和情感世界的目的。音乐同步，指治疗师使用录制好的音乐或即兴演奏音乐与治疗对象的生理、心理状态同步；当治疗对象与音乐产生共鸣后，治疗师逐渐地改变音乐，把治疗对象的生理、心理和情绪状态向预期的方向引导，以达到治疗目的。美国音乐治疗学家邦妮博士在非指导性音乐想象方法的基础上发展出了一套系统的治疗方法——"音乐引导想象"（GIM），此方法以音乐为中心，对意识进行探索，用特定排列组合的古典音乐持续地刺激和保持内心体验的动力。

再创造式音乐治疗方法的核心在于，根据治疗的需要对音乐作品进行再创造性的运用，以达到音乐聆听以外的目的。治疗师使用音乐、音乐学习及音乐活动帮助受助者发展娱乐技能、充实休闲时光，并作为充实自我的方式。其重心在于体验音乐活动的过程，适应自己在团体中的角色，促进彼此之间的合作。再创造式音乐治疗方法强调受助者亲身参与各种音乐活动，包括乐器演奏、演唱、音乐中的肢体运动、音乐游戏及舞台演出。演奏、演唱不要求受助者受过任何音乐训练或具有任何音乐技能。根据治疗的目的和所依据的理论不同，音乐演奏、演唱的治疗活动可以是非音乐性的，也就是说活动的目的不在于音乐本身，不注重音乐的审美效果，所以演奏、演唱出来的音乐是否好听无关紧要。[17] 再创造式音乐治疗方法强调治疗对象在参与音乐活动过程中所表现出的行为和人际反应。在团体的音乐活动中，团体成员必须克制自己的反集体行为，学习和适应在团体活动中充当领导或服从的角色，并努力与他人合作。例如，一位求助者在生活中常常表现出反社会行为，拒绝与他人合作。在团体的音乐演奏中，他时常用打击乐器演奏不正确的节奏和速度与团体对抗，从而使音乐难以进行下去。治疗师通过有目的地安排演奏他喜爱的乐曲，使他成为团体中最希望把乐曲演奏准确的人。经过一段时间后，这位求助者在生活中的反社会行为明显减少，与他人的关系也逐渐融洽。[18]

即兴演奏式音乐治疗所采用的乐器，可以是不同种类的音高乐器或无音高的鼓类、木质类乐器等。演奏的规律通常是由和谐到杂乱再到新的和谐。即兴演奏式音乐治疗可以让来访者忘掉语言，使用乐器在心理层面充分表达自我，探索自我的无限可能性，帮助来访者达到获益性的改变。例如，长期住院的病人被剥夺了个性体验，即兴演奏式的音乐治疗可以给每一位参与者都有自我表达的机会。即兴演奏的音乐可以是和谐动听的，也可以是杂乱无章的，这反映出整个团体的人际关系状态。在大多数情况下的规律为：和谐—杂乱—新的和谐。在刚开始的几次合奏时，每一位团体成员都会尽力保持社会性的礼貌，较为克制自己的个性而表现出友好的一面，并注意与其他人的配合。在后来的演奏中，个人特点和个性，以及人际关系的矛盾就逐渐显露。团体成员为了保持和谐的状态，逐渐改变自己的行为特点以适应他人，最后达到新的和谐。每次演奏后都要进行讨论，音乐治疗师会帮助团体成员澄清和确定即兴演奏式音乐所表现出的情感。在良好的治疗关系确定后，音乐治疗师在理解的基础上对团体成员的情感进行分析、指导，以促进其健康发展。

第三章　团体音乐治疗对孤独症儿童康复的干预研究

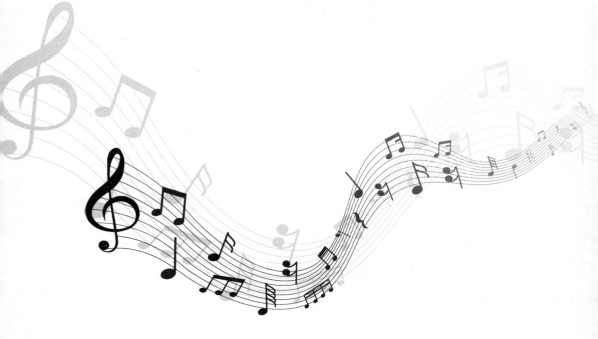

孤独症（英语：Autism）为一种脑部因发育障碍所导致的疾病，其特征是情绪表达困难、社交互动障碍、语言和非语言的沟通有问题，以及表现出限制的行为与重复的动作、明显的特定兴趣。常表现为不能进行正常的语言表达和社交活动，常做一些刻板和重复性的动作和行为。孤独症的病因仍然未知，很多研究人员怀疑孤独症是由基因控制、由环境因素触发的。虽然环境因素所扮演的角色仍未有定论，但研究人员发现7个经常导致孤独症的基因组。另有研究指出，胚胎发育初期经由孕妇摄取的环境毒性亦可能是病因之一。

美国国家精神卫生学院保守估计，美国孤独症的发病率为每1000人中有5至6人。总计男性患孤独症的比率，比女性高3至4倍，但女性发病时病症会较男性严重。联合国发布的数据表明，孤独症的发病率为1/150。诊断是基于一系列的精神病学原则，而有一些临床测试可以协助诊断。孤独症在生理上的症状不明显，故此诊断需要完整的身体和神经评估。根据《精神疾病诊断与统计手册》定义，孤独症的判定需要患儿在3岁前出现社会互动、言语及社交沟通迟缓发展。疾病和有关健康问题的国际统计分类第10次修订本（ICD-10）也要求病症需要在3岁前出现。部分孤独症患者经过诊疗、实习及特殊教育，可改善社交能力，从而参与主流教育及社交活动。但以现在的医疗科技水平来说，并不可能根治孤独症，仅是提升孤独症患者的功能。

第一节　孤独症儿童的相关理论

一、孤独症儿童的定义与诊断标准

美国约翰斯·霍普金斯（The Johns Hopkins University）大学的儿童精神病医生肯纳（Kanner），在 1943 年出版的《情感交流的自闭性障碍》一书中，首次界定了"孤独症"。孤独症，英文名是 Autism，被定义为起源于儿童早期，以社会交往和沟通障碍、兴趣范围狭窄及重复刻板行为为主要特征的发育障碍 [19]。在 2013 年出版的《精神障碍诊断与统计手册（第五版，美国）》（DSM-5）中，孤独症的定义被修订了，不再区分典型孤独症与不典型孤独症，而是以孤独症谱系障碍（Autism Spectrum Disorder,ASD）作为统一诊断的标准，起源于儿童早期，以社会交往障碍、语言交流障碍、兴趣狭窄、刻板性、重复性行为等核心症状为主要特征的发育障碍，并常常伴随感知觉异常。

孤独症谱系障碍被列为神经发育障碍（Neurodevelopmental Disorders）这一大类别中的一种，在 DSM-5 之中，孤独症谱系障碍的诊断标准较 DSM 之前的版本有所不同，因此受到广泛关注。

DSM-5 规定，诊断孤独症谱系障碍需满足以下 A 至 E 的五个标准，其中 A 和 B 阐明了孤独症谱系障碍的核心症状：

A. 在多种环境中持续性地显示出社会沟通和社会交往的缺陷，包括在现在或过去有以下表现（所举的例子只是示范，并非穷举）：

a. 社交与情感的交互性的缺陷，从异常的社交行为模式、无法进行正常的你来我往的对话，到与他人分享兴趣爱好、情感、感受偏少，再到无法发起或回应社会交往等。

b. 社会交往中非言语的交流行为的缺陷，例如，从语言和非语言交流之间缺乏协调，到眼神交流和身体语言异常、理解和使用手势缺陷，再到完全缺乏面部表情和非言语交流。

c. 发展、维持和理解人际关系的缺陷，例如，从难以根据不同的社交场合调整行为，到难以一起玩假想性游戏、难以交朋友，再到对同龄人没有兴趣。

B. 局限的、重复的行为、兴趣或活动，包括在现在或过去有以下表现的至少两项（所举的例子只是示范，并非穷举）：

a. 动作、对物体的使用或说话有刻板或重复的行为（比如刻板的简单动作，排列玩具或是翻东西，仿说，异常的用词等）。

b. 坚持同样的模式、僵化地遵守同样的做事顺序，或者语言或非语言行为有仪式化的模式（比如很小的改变就造成极度难受、难以从做一件事过渡到做另一件事、僵化的思维方式、仪式化的打招呼方式、需要每天走同一条路或吃同样的食物）。

c. 非常局限的、执着的兴趣，且其强度或专注对象异乎寻常（比如对不寻常的物品的强烈的依恋或专注、过分局限的或固执的兴趣）。

d. 对感官刺激反应过度或反应过低，或对环境中的某些感官刺激有不寻常的兴趣（比如：对疼痛或温度不敏感、排斥某些特定的声音或质地、过度地嗅或触摸物体、对光亮或运动有视觉上的痴迷）。

C. 这些症状一定是在发育早期就有显示（但是可能直到个体社交需求超过了个体有限的能力时才完全显示，也可能被后期学习到的技巧所掩盖）。

D. 这些症状给个体带来了社交、职业或目前其他重要功能方面的临床上显著的障碍。

E. 这些症状不能用智力发育缺陷或整体发育迟缓（globe developmental delay）更好地解释。智力缺陷和孤独症谱系障碍疾病常常并发，只有当个体社会交流水平低于整体发育水平时，医者才同时给出孤独症谱系障碍和智力发育缺陷两个诊断。

精神疾病诊断标准 DSM-5 对孤独症谱系障碍的不同严重程度，根据社会交流及局限重复行为这两类症状分别分为三个等级：三级最严重，一级最轻。具体定义如表 3-1。

表 3-1 精神疾病诊断标准 DSM-5 对孤独症谱系障碍的不同严重程度分级表

严重程度	社会交流	局限的、重复的行为
三级： "需要非常大量的帮助"	言语和非言语社交交流能力有严重缺陷，造成严重的功能障碍；主动发起的社会交往非常有限，对他人的社交接近极少回应。比如，只会说很少别人听得懂的词，很少主动发起社交行为，并且即使在有社交行为的时候，也只是用不寻常的方式满足需求、只对非常见的社交接触有所回应	行为刻板、适应变化极度困难，或者其他的局限重复行为明显地干扰各方面的正常功能。改变注意点或行动非常难受和困难
二级： "需要大量的帮助"	言语和非言语社交能力有明显缺陷；即使在被帮助的情况下也表现出社交障碍；主动发起的社会交往有限；对他人的社交接近回应不够或异常。比如，只会说简单句子、社会交往只局限于狭窄的特殊兴趣、有着明显怪异的非言语交流	行为刻板、适应变化困难，或者其他的局限、重复行为出现的频率高到能让旁观者注意到，干扰了多个情形下的功能。改变注意点或行动难受和困难

续　表

严重程度	社会交流	局限的、重复的行为
一级："需要帮助"	如果没有帮助，其社会交流的缺陷带来可被察觉到的障碍。主动发起社会交往有困难，对他人的主动接近曾有不寻常或不成功的回应。可能表现出对社会交往兴趣低。比如，可以说完整的句子，可以交流，但无法进行你来我往的对话，试图交朋友的方式怪异，往往不成功	行为刻板，干扰了一个或几个情形下的功能。难以从一个活动转换到另一个。组织和计划方面的障碍影响个体的独立性

二、儿童孤独症的成因

数据显示，大约有 75% 的孤独症谱系儿童在精神发育方面有明显的迟滞，其中约 50% 的儿童同时伴有智力发育迟缓的情况，但是部分一般性智力落后的儿童在某方面却展现出与同龄人相比更加突出的能力。在儿童发展障碍中，孤独症最为常见，同时症状表现也最为严重。据美国相关统计报道，截至 2015 年，约有 80 万名 0~19 岁儿童及青少年患有孤独症，且每年的增长速度约为 15%。其他国家的相关报道有，丹麦的儿童患上孤独症的人口比率约为 0.6%，韩国 6~15 岁儿童患有孤独症的比率约为 2.3%，英国患上孤独症的儿童比率约为 0.57%。在中国，有研究报道，孤独症谱系儿童的患病率约为 1%，且研究发现，孤独症谱系发病率有上升的趋势。根据国家统计局发布的数据，2019 年我国总人口约为14 亿人，按比例估算，中国的孤独症谱系人口约为 1400 万人。[20]

自发现孤独症以来，国内外的学者对这一病症的成因进行了大量的研究，对于孤独症的病因研究结果，目前认为是受脑生物学方面影响，脑生物学方面的因素包括围产期因素、遗传学因素、免疫生化因素等。

（一）围产期因素

首先可能为孤独症的病因的是围产期因素，即孕妇在怀孕期间如果存在吸烟史、服药史、精神抑郁、病毒感染、早产晚产、先天畸形及呼吸窘迫症等情况，可能会导致胎儿的孤独症状。但是孤独症并不是由围产期的这些因素直接引起的，学者认为围产期因素只是使孤独症发病概率升高。

（二）遗传学因素

对患者的家族史进行研究，发现孤独症与遗传及基因有着密切的关系。数据显示，在家族中存在孤独症病史的情况下，相较于同家族的人患有孤独症高达 3%~9% 的概率，非孤独症家族史的人发病率仅为这一概率范围的 1/20。基因学角度有部分论证：孤独症谱系通常不是由某一种因素影响的结果，而是由多基因遗传因素、非遗传因素及其他环境因素共同影响的结果。但是这些观点并未被完全承认和接受。

（三）免疫生化因素

另外一个可能影响到孤独症形成的是免疫生化因素，部分研究学说指出：处于胎儿期且免疫缺失的儿童被病毒感染的概率大幅增大，影响了神经系统中的 5- 羟色胺、多巴胺等神经递质的分泌，造成其中枢神经系统永久性损伤，从而使得孤独症形成。[21]

三、孤独症儿童的临床干预

目前对孤独症儿童的临床干预方法多种多样，且各自侧重点大不相同，主要有以下几种干预方法。

（一）药物治疗

因为造成孤独症的原因无法明确，所以目前没有针对孤独症的特效药物。专家指出，儿童孤独症谱系的治疗原则应该采用教育干预为主、药物治疗为辅的干预措施。要强调一点，使用药物治疗时，一定要听从专业人士的指导，因为不是每一名孤独症谱系儿童都需要配合药物治疗，使用时，要确保药物治疗的效果大于药物治疗所产生的副作用。[22]

（二）应用行为分析

应用行为分析（Applied Behavior Analysis，ABA）是提高早期干预效果的有效方法。ABA 是基于一个基本原则和许多技术组成的，它是许多干预方法的基础。ABA 使大多数孤独症谱系障碍儿童的生活有了显著的改善，相关研究被广泛地重复验证，都得到了类似的结果。ABA 干预方法要求每周至少有 20 小时的干预时间且持续数年，才能使孤独症谱系障碍儿童能够像他们的同龄人（智力、社交水平）一样有效地融入学校课堂，这是第一个被证明为干预孤独症有效的方法。基于应用行为分析原则的教学法还有：关键反应疗法（PRT）口语行为、图片交换和混合干预。对 53 名孤独症谱系障碍儿童进行的 PRT 随机对照研究表明，PRT 父母训练组的儿童语言改善能力高于单纯心理教育组。这些基于 ABA 原则，并属于积极行为支持组成部分的方法被纳入学校教育训练当中，混合干预措施则更多地被纳入行为和发展干预范畴。

（三）游戏治疗

游戏治疗是在多种理论的基础上整合发展而成的，是指用游戏代替语言作为沟通的工具，对儿童进行心理或者行为障碍的干预，以达到预期效果的治疗手段。在活动中，儿童通过游戏释放他们内在的压力，表达出内在的想法和情感，增强对自我的认识，并促进自身的发展。

（四）感觉统合训练

感觉统合的概念，结合了神经学的理论基础，使孤独症谱系儿童在治疗活动中保持对外界的感知，顺利地吸收学习内容，提高能力。

（五）结构化教学

孤独症及相关交往性障碍儿童的治疗与教育（Treatment and Education of Autistic and related Communication Handicapped Children，TEACCH）是由里克·斯库普勒（Ric Schopler）和同事在 2005 年开发的基于认知的干预方法，主要用于学龄儿童，孤独症谱系障碍儿童和有沟通障碍儿童的治疗、教育。TEACCH 在孤独症谱系障碍儿童视觉信息处理方面有相对优势（相对于听觉处理的困难，尤其是语言），属于组织活动独立的线索式教学。

（六）音乐治疗

音乐治疗是一门新兴的边缘学科，它是以音乐为手段，结合了心理、教育等众多学科，通过让被治疗者参与专门设计的音乐活动，帮助和改善他们的心理、情绪等，从而达到使被治疗者身心健康的目的。

研究表明，音乐在孤独症谱系治疗方面具有独特的优势。孤独症谱系儿童通常表现为拒绝或被动地与人交流，但音乐可以跳过语言交流这个过程，通过特有的节奏、音色等，使孤独症儿童感受到愉悦，同时研究也表明，孤独症谱系儿童具有比常人更出色的音感和乐感，因此音乐治疗是一种非常适合他们的孤独症干预治疗方法。[23]

四、团体音乐治疗作用于孤独症儿童干预的优势

沉浸在自我世界中的孤独症儿童需要一种更为细腻的"语言"融契他们的心灵，为沟通搭建桥梁，指明道路。艺术治疗师在面对这类儿童时，恰恰需要音乐这样的艺术媒介，铺展对孤独症儿童的服务。音乐在

漫长的历史发展过程中对人类生活和环境不断地加以深化和丰富，以细腻而温和的触角蔓延进入心底，重塑了人类对自我的认知，将封闭的心扉重新开启。可以说，音乐本身就具备了治疗的功能，自产生以来以独特而别致的语言搭建起一架与心灵沟通的桥梁。而将音乐作为一种治疗方法，早在20世纪就得到了应用，特别是对于沉浸在自我世界的孤独症儿童而言，音乐治疗能够穿透他们层层裹覆的外衣，照亮他们自我封闭的小小世界。大量的研究文献表明，音乐治疗一直以来就能够改善孤独症儿童的问题，包括行为上的缺陷、感觉和运动能力、语言和交流、人际交往能力和自我表达的能力，自立以及生存的能力等。音乐是传达人与人情感的重要媒介，可以由内而外，将孤独症儿童无意义的内部情感合理宣泄，引导孤独症儿童与外界接触，并且提升语言技巧、学习动机，帮助社交情绪发展，达到互相沟通的目的。根据约瑟夫森（Josephson）在1987年对于孤独症儿童音乐治疗的报告，音乐治疗对孤独症儿童而言，是借着音乐的活动和传达，吸引他们的注意力和引起学习的兴趣，取代他们的不良的顽固行为，并使情感获得适当的宣泄，进而可以与人沟通和交往。

（一）超越语言的沟通

沉浸在自我世界中的儿童在语言发展方面存在延缓，并且约50%的孤独症儿童永远不能获得功能性语言，大多数孤独症儿童沉默不语，即使在父母的温情召唤下也默不作声。这就使得治疗师对孤独症儿童的介入几乎不能通过语言的碰撞来进行，而音乐治疗将孩子的潜意识中的表达通过艺术手段逐一铺陈，建立起超越传统意义上的语言的"音乐言语"沟通的彩虹桥，由此走进孤独症儿童的内心世界。

音乐能直接触及人类心灵深处，并可以影响情绪，创造情境，引发情感，进而作用于人们的身体上，对于一般人身心压力的疏解有极大的帮助。言语和沟通技能薄弱，都是孤独症患者的障碍。更重要的是，音乐作为一种非语言的沟通，能在无法以语言沟通时，达到沟通的效果，因此音乐治疗也为许多在医疗上无法解决的问题提供了另一个思考的空间与解决的渠道。音乐治疗的具体方法在一定程度上能够突破言语发音的障碍，让孩子在形式多样的视听表达中探索并得到锻炼。音乐的旋律、节奏、速度、音高、重音和歌词可发展表达能力（包括语言表达或非语言表达）、接收能力（了解对方语意之能力）、接受指令之能力，进而发展声音的音域、咬字的清晰度和修饰声音之音色。

（二）音乐治疗提供安全的空间

哈佛大学心理学教授霍华德·加德纳认为音乐能够被有发狂病症的人所感知，即使他们的语言功能有严重的损害，音乐也能够唤起个人的回忆，产生积极的情感，这样就会减轻狂躁症病人的激动情绪。人们通过给个体创造一个安全的空间，让个体能够将他们自己看作一个有机能、有创造力的集体中的一分子，这种体验能够让他们之间互相信任。

（三）延展自我的世界

外界对于处在孤立世界中的孤独症儿童的行为感到困惑，他们不像别的儿童在特定情境下会用与行动相符的表情回应。相反，很多孤独症儿童在婴儿期就表现出明显的社交障碍，如回避眼神接触、对人的声音没有兴趣和反应、对父母没有依赖、被抱起时姿势僵硬等。孤独症儿童的这些问题一直会延续到他们长大，有的不愿与别人交往，有的尽管有交往意愿，但在方式上存在行为偏差和情绪不适等情况。很多孤独症儿童从一开始就缺乏有效的沟通和社交能力，沉溺在自己世界中的他们不知道如何对这个世界作出回应，也不知道为什么要做出回应，但是他们会对自己的想法做出回应：有的会在墙壁上、桌子上、玻璃上重复涂鸦；有的会重复按下录音机的播放键在同一支乐曲里徘徊；有的会不断将纸片撕碎，并以此为乐。

音乐治疗能够根据儿童不同的行为表现选择适合的音乐活动形式，拓展他们对于重复行为的想象力，帮助他们首先学会通过"音乐的言语"和外界沟通。美国音乐治疗领域的先驱 E. 塞耶·加斯顿（E.Thayer Gaston）认为，从功能上讲，音乐本质上是一种交流手段。音乐治疗是儿童社会化的有效手段，治疗过程中可以给儿童创造相互交流的机会。音乐是通过不同的神经系统而不是通过语言刺激人的感知的，音乐能够提供一种交流的手段来直接激励人们。借由音乐活动中所提供的自然环境，儿童将特殊行为合理化，并学习等待、分享、交流、与他人活动、眼神的接触，以及学习如何与他人问候。同时音乐治疗作为一种沟通的媒介，不需要文字也不需要语言，音符承载的想象足以和这些孤独症儿童的想法对接。音乐方式的对话能够延展孤独症儿童的世界，提高孤独症患儿与周围的联系。

（四）促进创意性的自我表达及提升情绪的自我满足

音乐治疗师应用基本的节奏模式增强患者内在的稳定性。先前没有学过音乐的人，通过演奏一些比较复杂的节奏模式会提高自信心。音乐治疗，基本上能够使患者的思想、情感和行为更具有洞察力，同时还能够通过音乐手段促进情绪表达，在物质使用障碍（SUD）患者的治疗过程中是个很有效的治疗方法。音乐治疗在多方面的治疗过程中起到一个很重要的作用，因为音乐能够对 SUD 患者给予刺激和活力、消除寂寞、产生情感反应，并且发生积极的改变，减少压力和焦虑，减少冲动。

（五）增强肢体运动功能

音乐与律动及乐器的敲打，给予感官的刺激，增加运动的意愿，从规律和特定的情境中，发展主动式或被动式的肢体动作，以改善肌肉控制协调、增进动作技巧、方向感及身体本身的活动力。

（六）扩展兴趣，体验多彩的生活

像天空中闪烁的星星一般，孤独症儿童常用同一种方式重复自己的行为，并且对于同龄孩子表现出浓烈兴趣的电视节目、玩具等显得毫无兴致。兴趣的狭窄和行为的刻板导致他人很难从这些行为中理解孤独症儿童的意图，或者他们本身的行为就是无动机的。而音乐治疗以其丰富的内涵能够用多种方式刺激孩子的兴趣，分散他们对某一事物过度集中的注意力，在一定程度上能够使他们的行为得以改变。值得一提的是，很多孤独症儿童往往会在音乐、绘画、机械背诵等方面存在超于常人的天赋，艺术的渗透能够给这些星星般孩子的孤独天空抹上斑斓的色彩，同时能够引导他们跨越狭窄的兴趣边界，走进同龄孩子一样多彩的生活天地。

第二节　团体音乐治疗对孤独症儿童康复干预的实验研究

一、研究对象

在聊城市某孤独症儿童教育中心选 4 例孤独症儿童，其中男 3 例，女 1 例，他们的基本情况见表 3-2。

对这四名儿童的家长及老师详细而完整地说明本次研究的内容和意义，以得到该孤独症教育培训中心的同意，并得到参加研究入组病例儿童的家长的书面同意。被试组纳入和排除标准：①年龄4—11周岁；②孤独症行为评定量表（ABC）评分≥53分；③完全符合美国《精神障碍诊断和统计手册》（第五版）（DSM-V）规定的诊断标准；④排除精神发育迟滞、阿斯伯格（Asperger）综合征儿童少年精神分裂症、选择性缄默症、特定感受性语言障碍、强迫症、海勒（Heller）综合征等其他广泛性发育障碍等疾病。

表3-2　四名孤独症儿童的基本情况

姓名	张三	李四	王五	赵六
性别	男	男	男	女
年龄	6	4	7	9
兴趣爱好	音乐	音乐、绘画	音乐、舞蹈、绘画	音乐、绘画
诊断	轻度	轻度	轻度	轻度
语言能力	略有	略有	略有	略有
主要照顾者	姐姐	祖父母	保姆	母亲
父母文化程度	本科	博士	高中	本科
父母身体状况	健康	健康	健康	健康
家庭经济状况	小康	小康	富裕	一般
治疗次数	45	45	45	45

注：以上姓名均为化名。

二、实验材料和场地

团体活动场地：可供15人进行活动的教室，光线与温度适宜，备有音响设备、桌椅等。

音乐乐器类：钢琴、音条琴、单（双）响筒、木棒、木鱼、三角铁、碰铃、手铃、铃圈、沙槌、串铃等。

美术类：绘图铅笔、彩色铅笔、油性蜡笔、粉笔、马克笔、水彩笔、水彩颜料，颜色以基本的十二色为宜；以及各种不同尺寸的图画纸、卡纸等。

立体创作类：沙子、黏土、橡皮泥等。

游戏类：气球、皮球、积木、玩偶、面具、镜子、纱巾、彩带、旧报纸杂志、熟悉的蔬菜水果（香蕉、苹果、葡萄、草莓、西红柿、胡萝卜）等。

工具类：调色盒、盛水桶、纸巾、刷子、剪刀、胶水、双面胶、画架等。

三、测量工具

家长同意书：由研究者设计，对这 4 名儿童的家长详细而完整地说明本次研究的内容和意义，获得自愿参加研究入组病例儿童的家长的书面同意。（见附录一）

孤独症行为评定量表（ABC）：对孤独症儿童实验前后进行测量，由家长、老师和研究者填写，获得测量数据。（见附录二）

孤独症儿童基本情况调查表：由研究者设计，包括个案基本资料、主要照顾人资料、家庭生活环境调查，作为治疗前的准备。（见附录三）

观察记录表：用于进行实验前一周的观察记录，了解参与者实验前的各方面的情况。

音乐治疗活动过程记录表：对每一次的活动进行记录，掌握和跟进

治疗情况，密切观察儿童的表现，治疗师尽可能对活动内容做出适当调整和改变。（见附录六）

实验研究所得资料分为量化和质性两部分。对它们的处理分别说明如下：

量化资料：研究者将所有个案每次在《孤独症行为评定量表》（ABC）上所得数据全部输入电脑，用 SPSS Statistics17.0 软件进行统计分析，以检验研究假设。

质性资料：质性资料主要来源于研究者对治疗过程的观察记录、对家长和教师的访谈，以及治疗过程的录像。研究者对这些资料进行整理后，加以综合分析，作为评价实验设计处理的依据。

四、实验活动目标

在多元智能的理论指导下，结合孤独症儿童心理发展特点，需要更特别的活动目标，注重对每名儿童多种智能的开发，重视儿童的个体差异性，根据他们不同的智能特点和表现形式，灵活运用各种治疗手段。

本实验的长期目标如下。G1 情绪表达能力得到提高；G2 社会交往能力得到提高；G3 躯体运动能力得到提高；G4 语言能力得到提高；G5 生活技能得到提高。

长、短期目标对应见表 3-3。

表3-3　长、短期目标对应表

长期目标	短期目标
G1 情绪表达能力得到提高	连续 6 次，每次 30 分钟的治疗活动，能通过演唱、节奏敲击、音乐绘画等形式提高情绪表达能力
G2 社会交往能力得到提高	连续 6 次，每次 30 分钟的治疗活动，能通过演唱、律动等形式来提升儿童与他人目光对视或主动交流的意愿，从而提升社会交往能力
G3 躯体运动能力得到提高	连续 6 次，每次 30 分钟的治疗活动，能通过演奏乐器、传递沙蛋、节奏敲击等形式提升躯体运动能力
G4 语言能力得到提高	连续 6 次，每次 30 分钟的治疗活动，能通过歌曲演唱、音乐绘画分享等形式提升语言能力
G5 生活技能得到提高	连续 6 次，每次 30 分钟的治疗活动，能通过演奏音乐情景剧、音乐角色扮演、节奏敲击等形式提升生活能力

五、团体音乐治疗干预过程

研究者将对四位来访者的治疗过程分为三个阶段：初始阶段、中间阶段和结束阶段。

初始阶段从第 1 次活动到第 3 次。这个阶段的主要任务一是放松身心，与来访者建立信任、安全的关系，创造安全的环境；二是探索个案现阶段的认知、情感内在世界探索；三是建立团体的默契、探索团体动力、建立团体信任感。在这一阶段里，研究者设计了"让身体说说话""即兴演奏""乐器合奏""信任感游戏"等主题，通过这些活动，孤独症儿童能够感受到一种安全、自由、被接纳的环境，治疗师与儿童之间，以及儿童相互之间能够建立起信任关系，形成团体凝聚力。

中间阶段从第 4 次活动到第 13 次，这个阶段的任务主要是对孤独症儿童进行各项技能的训练，以感觉、交往、身体、语言、生活自理技能为主要出发点。在治疗过程中更多地发挥来访者的主动性，引导他们控制治疗的过程。在这一阶段里，研究者设计了"情绪表达""音乐律动""探索：身体密码 - 动作元素""音乐绘画""绘制家庭成员图""情绪的释放""歌唱训练""肢体动作模仿""节奏训练"等主题，治疗师希望通过这些活动，让孤独症儿童的社会交往能力、情绪表达能力、躯体运动等各方面能力能够得到改善。

结束阶段从第 14 次活动到第 15 次，这个阶段的任务主要是协助儿童告别治疗；抒发个案的情感，使儿童勇于表达，并提高自我价值感；提高问题解决能力；提升社交技巧能力。在这个阶段里，研究者设计了"音乐团体绘画""拼图、贴图壁画""乐器合奏""表达与展现：我动、舞动"等活动，进一步探索来访者在经过了整个治疗过程后的认知、思想、情感的改善状况。

在对这四名儿童进行音乐治疗活动的过程中，研究者将每一次的治疗流程分为四个部分，即你好歌、音乐活动一、音乐活动二、再见歌。

（一）音乐治疗初始阶段活动案例

实验初始阶段活动的任务为培养孤独症儿童的兴趣，让他们能够感受到一种安全、自由、被接纳的环境，建立治疗师与儿童之间的信任合作的关系，培养儿童自我感知和情感表现的能力。现以第 2 次的治疗活动为例，具体活动如下：

你好歌（G2O2）

器材：吉他

时长：2 分钟

活动步骤：

主治疗师弹吉他，当唱到"挥挥手""问问好"的时候，引导大家做出相应动作，互相打个招呼。

活动一（G2O2）

时长：10分钟

器材：蓝牙音响

歌曲：《找朋友》

活动步骤：

治疗师先给来访者唱一遍《找朋友》的歌曲。加入动作：找呀找呀找朋友（向左走两步），找到一个好朋友（向右走两步），敬个礼（敬礼），握握手（握手），你是我的好朋友（转圈圈）。熟悉之后治疗师邀请小朋友跟着音响一起跳一遍。

活动二（G1O1）

时长：16分钟

器材：钢琴

歌曲：《快乐"哆来咪"》

活动步骤：

治疗师先唱一遍电影《音乐之声》中的插曲《快乐"哆来咪"》，之后让四名儿童以及一位辅助治疗师分别担任"Do"到"Si"等声音角色，使他们跟着琴声演唱《快乐"哆来咪"》中的七个音名。每名儿童分别唱一个乐句，当轮到时，从椅子上站起来做一个开心的表情。

再见歌（G2O2）

器材：吉他

时长：2分钟

活动步骤：

主治疗师弹吉他，在唱到"再见"的时候，大家一起挥挥手说"再见"。

团体情况分析：

孤独症儿童注意力不稳定，如果活动过程不能激发他们的兴趣，并使他们产生积极的情感体验，就很难说服和强制他们投入治疗活动中。根据这四名孤独症儿童的特点，研究者采用音乐律动等方法，将知识性、活动性、趣味性有机地结合在一起，让他们能够增加与他人交流的机会，增加他们的积极情绪。

虽然是初始阶段，团体成员彼此还不太熟悉，也没有太多的交流。《你好歌》用在治疗的开始，作为治疗课的准备活动，也让孩子们确立了治疗活动的结构感。唱歌的同时要求小组成员之间微笑、握手、目光交流，促进个体对自我及他人的意识，激发成员间互动的良好形式。《找朋友》和《快乐"哆来咪"》帮助成员主动参与活动，表达自己的情绪、提高主动交流的次数，让他们在游戏中培养身体的协调性及合作的能力。在活动中，团体成员虽然没有很积极地参与活动，但能跟着钢琴轻声演唱歌曲，即使他们有的声音很小，甚至没有语言，但也能够激发他们发出咿咿呀呀的声音。在音乐的伴奏下，结合游戏、肢体动作，进行音乐表演，团体成员之间的互动使他们的肢体动作得到了发展，增加了成员与治疗师之间，以及成员之间的交流与信任。

（二）音乐治疗中间阶段活动案例

实验中间阶段的活动主要是以改进感觉、交往、身体、语言、生活自理技能为出发点。在治疗过程中更多地发挥儿童的主动性和创造性。一次次的治疗都是循序渐进，步步递进，在若干次的艺术治疗之后，治疗师慢慢加入更多的音乐元素，逐步加大了活动的多样性，避免形式单一且活动时间过长。现以第 8 次的治疗活动为例，具体活动如下：

你好歌（G2O2）

器材：吉他

时长：2 分钟

活动步骤：

治疗师弹吉他，无指示，先唱一遍你好歌，让来访者熟悉旋律。第二遍唱到有指示动作的时候，引导来访者做出指示性动作。

活动一（G4O4）

器材：吉他

时长：10 分钟

歌曲：《幸福拍手歌（改编）》

主治疗师带领小组成员用"啦啦啦"哼唱《幸福拍手歌》的旋律，熟悉旋律。大家一起用歌声询问主治疗师喜欢吃什么水果，主治疗师回答并完成相应动作，引发小组成员的社交性表达和讨论。从主治疗师的右手边依次开始，大家用歌声询问他 / 她，他 / 她回答，治疗师引导成员进行与"水果"相关的讨论，并设置互动动作。

活动二（G5O5）

器材：吉他

时长：16 分钟

歌曲：《小老鼠》

活动过程：

治疗师带领团体成员用"啦啦啦"哼唱《小老鼠》的旋律，学念儿歌、学唱歌曲。跟着治疗师按照节奏念歌谣：

小老鼠，上灯台，偷吃油，下不来。

喵喵喵，猫来了，叽里咕噜滚下来。

将4名成员分成两组，一组表演小老鼠，唱"小老鼠偷油"时声音要轻一些，表现小老鼠担心害怕的感觉；一组表演小猫，唱"猫来了"时声音要重一些，"小老鼠"四下逃窜，赶紧跑到自己的位置上，感受乐曲的强弱变化。

再见歌（G2O2）

器材：吉他

时长：3分钟

活动步骤：

治疗师让来访者们用一个词语总结今天的活动，将来访者带入歌词中；主治疗师带领来访者唱一遍这首歌；第二遍开头，引导来访者挥手说再见，再重复唱一遍，最后主治疗师加上"让我们挥手说声再见"，让成员再来挥手说再见。

团体情况分析：

本次活动的流程：聆听音乐—声势—念白—动作—扮演角色—演唱。这样的活动很适合孤独症儿童，能在游戏中学会情绪表达。孤独症儿童多喜欢结构简单、多重复、语言动作较少的互动游戏，儿歌《小老鼠》篇幅短小，歌词精练，容易被儿童所接受。孤独症儿童情绪体验比较少，胆小怯懦，在思想的表达和情感的流露上拘谨、紧张，注意力不集中，有时态度、神情很不自然，很难真正投入活动中。在《小老鼠》这个活动中，好奇、害怕、不安全感都在孩子身上出现了，有些孩子很怕当小老鼠，怕被抓，在看别人玩几次以后自己也敢去尝试了；一些好动的儿童刚开始很不遵守规则，总被抓到，所以就开始遵守游戏规则。

在游戏过程中，儿童能够提高相互交流、相互配合的能力及与他人共享活动空间的能力。在整个活动过程中，研究者带着孩子们进行表演，充分体现了活动的游戏化、趣味化、生活化的特点，孩子们始终保持活泼、愉快的积极情绪，在轻松、自由的游戏中自娱自乐，通过他们自己的"玩""动""学"，自然地跟着治疗师学习，并体验与同伴一起游戏的快乐。

（三）音乐治疗结束阶段活动案例

此阶段孤独症儿童获得了一定的知识和技能，社会交往能力、情绪表达能力、躯体运动能力等都有所提高。实验结束阶段的活动主要是，回顾之前的活动和习得的技能，治疗师帮助团体成员将技能泛化至日常生活中，处理分离情绪。现以第 14 次的治疗活动为例，具体活动如下：

你好歌（G2O2）

器材：吉他

时长：2 分钟

活动步骤：

主治疗师将歌词张贴到白板上。主治疗师自己唱一遍，带领成员熟悉歌词。

主治疗师带领全体成员一起唱，在唱到"晴天阴天还是下雨"的时候停下来询问成员"今天的天气怎么样"；在唱到"挥挥手欢迎你"的时候，停下来和大家一起挥挥手；在唱到"抬起头 say hello"的时候，让成员和主治疗师自己挥手说"哈喽"；唱完"再次欢迎你"后再从"抬起头 say hello"唱，并停下来让成员之间互相挥手说哈喽；最后唱完"再次欢迎你"之后，让成员再一起挥手互相欢迎。

活动一（G4O4）

器材：吉他

时长：10 分钟

歌曲：《找朋友》《快乐"哆来咪"》《小老鼠》等

活动步骤：

主治疗师带领成员回忆歌曲之前对应的活动，主治疗师带领大家连续唱两遍歌曲，然后唱下一首歌曲。

活动二（G1O1）

器材：蓝牙音箱、纸、彩笔

时长：15 分钟

歌曲：ひやむぎ、そーめん、時々うどん即《冷面、素面、有时乌冬》

活动步骤：

播放音乐，准备一大张图画纸和水彩笔，让团体成员以"我们的团体"为主题共同绘画，随后分享自己的感受。

再见歌（G2O2）

器材：吉他

时长：3 分钟

活动步骤：

治疗师让来访者用一个词语总结今天的活动，将来访者带入歌词中；主治疗师带领来访者唱一遍这首歌；第二遍开头，引导来访者挥手说再见，再反复唱一遍，最后主治疗师加上"让我们挥手说声再见"，让成员再次挥手说再见。

本次活动回顾了之前做的音乐活动，通过将绘画与音乐结合起来，给孤独症儿童带来更广阔的创造性表达的空间。通常，听一段经过剪辑的音乐，再进行绘画创作，是一项即兴又有创意的工作。这一过程将内心的体验转化为可见的形式。艺术活动本身即具备表达情绪的功能，成品不是最重要的，重要的是儿童在创作的本身即已传达内在的世界，并获得适度的宣泄，这也是一种增强自我觉察、释放和表达内心真实情感的方式。通过音乐、绘画的过程，各位成员可以学习如何以他人为中心，学习如何聆听他人内心的声音，学习欣赏和接纳不同的意见，特别是当他人的想法与自身的想法有冲突的时候，如何与他人沟通。不仅如此，成员还可以观察自己在团体活动中的表现，并发现这种表现与团体不协调的地方，从而开始改变，培养孩子良好的自信心并激发孩子的艺术潜能，进而提升他们的自我形象及人际关系处理能力。

第三节　团体音乐治疗的干预效果与分析

研究者基本上按照所制定的表现性艺术治疗的方案，对这四名孤独症儿童进行了 15 次音乐治疗活动。活动结束后，由家长、中心老师、研究者再一次地对这四名儿童进行孤独症行为评定量表（ABC）测量，获得科学的数据。研究者通过整理和分析研究资料，先将实验的效果与分析阐述如下：

一、量化研究

对干预小组的儿童进行孤独症行为评定量表（ABC）测量，由家长、老师和研究者填写，获得测量数据。

研究者对这四名孤独症儿童的各项指标测评结果进行统计，数据用

SPSS Statistics20.0 软件分别做配对样本 t 检验。这四名儿童在进行音乐治疗活动后，孤独症儿童 ABC 量表得分低于治疗前所测的得分，配对检验结果为 t=12.793，P=0.000，差别具有高度显著性意义，具有统计学意义（$P < 0.05$），即表明音乐治疗对孤独症儿童的康复确有作用，见表3-4。

表3-4 音乐治疗前后 ABC 量表总分以及各因子得分比较（$\bar{X} \pm S$）

项目	干预前	干预后	t	P
ABC 总分	106.83±8.66	77.17±13.41	12.793	0.000
感觉因子	26.50±4.88	20.50±4.84	6.211	0.002
交往因子	24.17±3.66	17.00±4.56	5.736	0.002
躯体运动因子	17.00±4.00	11.67±5.27	7.460	0.001
语言因子	19.00±3.46	12.83±4.49	8.770	0.000
生活自理因子	20.17±3.25	15.17±2.56	5.839	0.002

注：P<0.05 代表有统计学意义。

实验组在进行音乐治疗干预后，孤独症儿童 ABC 量表中各因子的得分低于干预前所测量表的得分，配对检验结果如下。感觉因子：t=6.211，P=0.002；交往因子：t=5.736，P=0.002；躯体运动因子：t=7.460，P=0.001；语言因子：t=8.770，P=0.000；生活自理因子：t=5.839，P=0.002。从 ABC 量表的各因子得分的数据可以看出，实验组成员经过音乐治疗干预后，感觉因子、交往因子、躯体运动因子、语言因子和生活自理因子的变化都具有统计学意义（$P < 0.05$），干预后均明显降低。

根据统计结果，音乐治疗对孤独症儿童的病症有改善作用（见图3-1）图表中 1、2、3、4 分别代表 A、B、C、D 四名儿童。其中 A、B、

C 三名儿童在治疗前后具有较明显的变化，D 变化较小。D 是病症比较严重的孤独症儿童，而且她的年龄偏大，虽然在治疗前后社会交往的行为有所改变，但是变化不明显，因此越是自闭程度重的孩子，越要趁早治疗、长期治疗，把握住治疗的关键期。B 的变化最大，B 的年龄偏小，且 B 对音乐、舞蹈和画画都很感兴趣，进入治疗的状态较其他儿童更快，因此变化更明显。

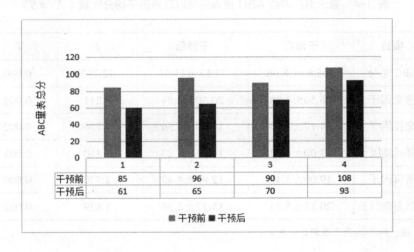

图 3-1　干预前后 ABC 量表总分对比图

根据检验的统计结果，研究者认为，本研究进行的音乐治疗活动对孤独症儿童的治疗有一定的成效，对提高孤独症儿童的感觉、交往、躯体运动、语言和生活自理能力有一定的正向作用。

二、质性研究

在本研究中，研究者所选择的这四名孤独症儿童，有的是极其好动的，有一些又十分内向。本次音乐治疗活动，综合使用了音乐及音乐与其他艺术形式结合的方式进行，儿童通过亲身参与，从而在音乐活动中激发出自我意识。接下来，研究者对每一阶段的治疗进行分析总结。

（一）**初始阶段分析**

在实施艺术治疗初期，这四名孤独症儿童守护着独自的存在方式，躲在自闭的世界里，最初面无表情，用刻板行为防御他们的焦虑和不安感，有的比较胆小，有的伴有攻击行为，有的不参与活动、反应比较迟钝。由于孤独症在社会交往、语言交往和兴趣、行为上有一定的障碍和异常，因此，在儿童进入治疗室之前，治疗师就必须开始细致地观察和记录这个阶段，理解和尊重儿童的内心世界，为他们创设安全、自由的环境，使他们对治疗师产生信任感，从中体验到安全感、自由感和满足感。导入时可选择能引起儿童注意、感兴趣的乐器、歌曲作为一种中介物进行尝试。例如活动刚开始，为了与孩子们彼此熟悉，实验设计了《铃儿响叮当》这个内容，希望运用歌谣的旋律和集体游戏等方式消除彼此之间的生疏感。

孤独症儿童在治疗时体会到安全感并对治疗师产生信任后，团体关系就慢慢建立起来了。这时，治疗师可以参与儿童的内心世界，打开他们的内心，共享相互理解和合作的快乐。治疗师根据他们不同的行为特点、兴趣爱好，采用不同的方式，选取相应的音乐活动。例如，在音乐律动活动这个过程中，从多角度选取不同的活动方式，《铃儿响叮当》《幸福拍手歌》等简单、节奏鲜明的儿歌，让他们以拍手、跺脚、拍腿或各种舞动动作将内心想法展示出来。有些孤独症儿童对弹奏和敲击乐器感兴趣，可以通过乐器演奏，表达情感，并引发对乐器的认同。还有一些儿童对绘画、拼图特别感兴趣。虽然他们演奏的音乐、舞动的舞姿等艺术作品可能在审美性上有所欠缺，但是音乐治疗更多强调的是个体的参与体验，而不是艺术活动本身的审美价值。这些音乐活动使孤独症儿童将感觉与自己的身体联系，再将自己与现实世界的事、物联系，这就要求儿童整合视觉、听觉、触觉、动觉等，将冲突和被压抑的情感转换到音乐、绘画、舞蹈等艺术活动中。对这些儿童来说，音乐活动成为他们的刺激物，而对治疗师来说，艺术活动是以"破坏性"的方式介入儿童，构成治疗关系建立的手段。

在音乐治疗的初始阶段，要遵循同质性的原则，即在音乐治疗的初始阶段，要根据儿童的情绪状态选定音乐。如有些处在焦虑或愤怒情绪状态下的孤独症儿童，有些伴有攻击性行为，应选择激愤类型的音乐，让他们敲击打击乐器、自由舞动、涂鸦、自由绘画等，使他们将不安、愤怒的情绪发泄出来；如有些内向、胆小的孤独症儿童，可选择负性的音乐，让他们进行黏土、拼图活动，使他们的情绪得到音乐的认同。当音乐与人的情绪节律同步，才易于与这些孩子产生共鸣，逐渐消除他们的不良情绪和行为。紧接着，再选择他们较熟悉的音乐或较感兴趣的画面，以此作为治疗题材，开展下一步的音乐治疗活动。

在音乐治疗的初期，人们要遵循三个治疗原则。首先，让孤独症儿童能够感受到一种安全、自由、被接纳的环境，建立儿童与治疗师，以及儿童之间的信任关系，形成团体凝聚力。其次，治疗师必须让儿童有足够的选择，不可试图控制或指导，培养儿童的兴趣，转换他们的消极情绪。无论孤独症儿童的表现如何，治疗师都应表现出宽容、许可、关爱、接纳的态度，尽快地发现每名孤独症儿童感兴趣的音乐活动。最后，要遵循同质性的原则，即在音乐治疗的初始阶段，要根据儿童的情绪状态选定音乐。这一阶段的主要目的是让孤独症儿童接触音乐治疗的各种元素，建立治疗师和孤独症儿童间相互信任的人际关系。

（二）中间阶段分析

孤独症儿童在治疗初期面无表情、焦虑不安，而在中间阶段常能面带微笑、积极配合活动。孤独症儿童在其发展过程中，在感知觉、社会交往、语言能力、躯体运动、生活自理等方面与普通孩子存在不同程度的差异，导致他们不知怎样与同龄人交往、沟通、游戏，无法在情绪和人际上与他人有正常的互动。

当孤独症儿童已经熟悉了治疗环境，并与治疗师建立了相互信任的人际关系时，慢慢地他们一般就不会抵触这些音乐活动，并且开始熟悉治疗师的治疗手段，能够乐意接受治疗师通过这些音乐活动所传达给他们的信息，这些音乐活动似乎可以作为一种在儿童和治疗师之间进行交流和沟通的手段。

这个阶段，主要是对孤独症儿童进行各项技能的训练：

社会交往技能：这个阶段他们比以往更加关注自己和治疗师之间治疗活动的协调性，有时会主动进行沟通交流。例如，《你好歌》用在每次治疗的开始，作为治疗课的准备活动，把孩子引入活动状态，同时为孩子们确立了治疗活动的结构感。唱歌的同时要求孩子们之间握手、微笑，并保持目光交流。在《你好歌》中加入成员的名字，让孩子们唱出自己或他人的名字，让孩子们学会自我介绍。非言语交流作为一种社会交往技能，可以通过训练而得到加强，从而补偿由口语的缺损带来的交流障碍。儿歌《打电话》、音乐剧《小兔乖乖》通过音乐表演的形式，让孩子们学会与人沟通，学会与人合作。在音乐剧《小老鼠》表演过程中，这些孩子进行了角色扮演，这样做可促进其语言理解能力和社会交往能力的提高。这些活动都能够促进个体对自我及他人的意识，都是激发成员之间互动的良好形式。

语言能力：孤独症儿童的语言表达能力非常有限，他们不太会与人交流，但在音乐活动的互动过程中，他们会逐渐学习表达他们的愿望，模仿他人的言语，发展语言交流的技巧。例如，由治疗师提供的大量曲调简单、节奏鲜明的歌曲，契合孤独症儿童的兴趣和交流水平。先对这些儿童进行节奏训练，提高内心节奏感，并使他们说话时的速度减慢、语调平稳、咬字清晰。在歌曲演唱过程中，即使孩子们有时发出不明确的声音，但对他们来说，也是一大进步。治疗师通常会选择一些简单的乐器吹奏活动，如吹口琴。还有一些游戏活动，如吹泡泡、吹气球，这些活动可以锻炼儿童的肺活量，逐步加大说话时的音量。

躯体运动技能：治疗师提供的音乐活动包括音乐绘画、拼图、黏土、音乐游戏、节律动作、演奏简单的乐器等。例如，《幸福拍手歌》中进行节奏训练时运用拍手、拍腿、跺脚等身体动作；音乐律动《王老先生有块地》，儿童能够模仿小鸡、小鸭、羊、小狗、牛和猪等这些小动物的神态，配上生动的舞蹈动作；演奏简单的乐器、绘画、黏土、拼图这些都要求手指动作精细、左右手的配合。

感知觉：孤独症儿童经常注意力不集中，运动训练还可以帮助他们改善注意力，因为运动过程本身就需要注意力的支持。例如"拍皮球"，拍球的过程中，球是运动的，而孩子们对活动的物体比较感兴趣，有兴趣的东西易引起他们的注意；吹泡泡，让他们吹出满屋子的泡泡，然后追打泡泡，并模仿泡泡飞的动作和破时的声音；"听鼓声行走"，根据节奏快慢作出相应的踏步动作，鼓声停，定格停住，训练他们的听力、控制力，以及注意力、反应能力，也有助于扩大他们交往的范围。

生活自理能力：音乐治疗所选择的主题都比较接近生活，活动内容生活化。对于有些严重的孤独症儿童来说，这些日常生活内容可能是他们接受教育能达到的最高目标。治疗的内容要贴近儿童的生活，因为取材于生活的内容已经成为他们的经验，现在或将来还要经常体验，如韵律步行、跑、跳、点头、摇头、拍手、跺脚、掰手指数数等，又如唱或合唱洗手歌、刷牙歌、拉链歌、认识肢体歌等，治疗内容就是儿童生活本身，具有极强的实用性。音乐剧《小司机》、训练肢体律动的《幸福拍手歌》、绘画活动《美丽的家园》等内容，都让孩子们能够亲近生活，亲近社会。

在对孤独症儿童实施艺术治疗的中期，治疗师要遵循三个治疗原则。

第一个原则，以改进各种技能，如感觉、交往、身体、语言、生活自理技能为主要出发点。在治疗过程中更多地发挥儿童的主动性，引导他们控制治疗的过程。

第二个原则，治疗与监控的有机结合。治疗师对治疗情况的掌握和跟进尤为重要，密切观察儿童的表现，积极配合儿童的主动表现及意图。并不是每一次治疗方案设计的活动都是切合实际、都能够让儿童所能接受的，当设计的方案在进行中与预设的效果产生落差时，治疗师应尽可能对活动内容做出适当的调整和改变。（多元智能尊重儿童的选择）

第三个原则，充分发挥儿童的主动性和创造性，在音乐的选择上更加尊重儿童的喜好，让他们体会到音乐治疗的快乐，使他们乐于用音乐活动和周围的事物进行交流，也能够较正确地表达他们的意图和想法，让他们体会到成功交流的喜悦和快乐。

（三）结束阶段分析

中间阶段孤独症儿童获得了一定的音乐、舞蹈、绘画、表演等知识和技能，各方面能力，如社会交往能力、语言能力、躯体运动能力等都有所提高。实验结束阶段主要是以音乐与绘画的活动促进儿童的综合表现能力，进一步增强他们的社会交往能力、问题解决能力。他们之间互动多了，他们的生活也变得更加丰富。绘画与音乐的结合，给孤独症儿童带来更广阔的创造性表达空间。通常听一段经过剪辑的音乐，再进行绘画创作，是一项即兴又有创意的活动。这一过程将内心的体验转化为可见的形式。艺术活动本身即具备表达情绪的功能，最后的绘画成品不是最重要的，重要的是儿童在创作的本身即已传达其内在的世界，并获得适度的宣泄，所以治疗师不需要给出评价，应该采取接纳的态度。这是一种增强自我觉察、释放和表达内心真实情感的方式。

团体共同聆听音乐一起作画，各位成员可以学习意识到他人的存在，学习如何聆听他人内心的声音，学习欣赏和接纳不同的意见，特别是学习当他人的想法与自己的想法有冲突的时候，如何与他人沟通。不仅如此，团体成员还可以觉察自己在团体活动中的表现，并发现这种表现与团体不协调的地方，从而开始改变。通过团体的方式培养儿童良好的自信心并激发他们的艺术潜能，进而提升儿童的自我形象及人际关系处理能力。

第四节　研究结论

本研究较为全面地介绍了孤独症儿童的相关理论、音乐治疗各学科理论范畴。在查阅和探讨大量国内外文献资料的基础上，从实验设计和个案研究两个角度，用量化研究和质性研究两种研究方式检验音乐治疗的实验效果。得出以下结论：

一、音乐治疗对孤独症儿童的康复效果有促进作用

根据量化研究检验结果，研究者对于这四位儿童在治疗前后的评估以及治疗过程中的定时系列观察和测试表明，经过音乐治疗后，孤独症儿童在感觉、社会交往、躯体运动、语言、生活自理等方面有显著的提高。即表明音乐治疗对孤独症儿童的康复确有效果。

社会交往方面：从这四位孤独症儿童的社会交往因子前后得分来看，前测 24.17±3.66，后测 17.00±4.56，具有显著的提高，交流的方式有所改变，攻击性行为减少，许多孩子的目光接触时间明显延长，并能够主动与老师或同伴进行交流。

语言方面：从这四位孤独症儿童的语言因子前后得分来看，前测 19.00±3.46，后测 12.83±4.49，具有显著的提高，有语言能力的三位儿童，经过训练，交流式的语言增多，语言理解能力与表达能力加强，而另外一位略有语言能力的儿童，则经常会表现出一些咿咿呀呀的声音，以表达自己的意愿。

躯体动作方面：从这四位孤独症儿童的躯体运动因子前后得分来看，前测 17.00±4.00，后测 11.67±5.27，具有显著的提高，大部分孩子的身体动作协调性提高，动作模仿能力加强，手指精细动作较之前改善很多。

感知觉方面：从这四位孤独症儿童的感知觉因子前后得分来看，前测 26.50±4.88，后测 20.50±4.84，具有显著的提高，大部分孩子的情绪稳定了许多，注意力有所提高，能集中注意力看别人表演，专心参加小组里的活动。

生活自理方面：从这四位孤独症儿童的感知觉因子前后得分来看，前测 20.17±3.25，后测 15.17±2.56，具有显著的提高，一位比较重度的孤独症儿童现在能够慢慢地自己吃饭、穿衣。对周围的环境有更强的适应能力，转圈、摇手的刻板行为减少了不少。

二、音乐治疗方案和实施过程具有实践意义

本次音乐治疗结合孤独症儿童的心理特点、兴趣爱好，灵活地应用各种音乐活动，增加孤独症儿童的主动性，增强治疗师和儿童之间的互动。从量化研究的检验结果来看，为这四名孤独症儿童制定的实验治疗目标是恰当的，在这一目标指导下设计的各种形式的活动也是很有效的，孩子们在享受治疗过程中的乐趣的同时，表现出一定程度的发展。因此，可以认为研究者设计的这个实验方案是具有指导意义的。音乐治疗对孤独症儿童的各方面的能力都有了一定的改变，具有很好的效果。实验研究表明，在本研究短短的 15 次治疗中，大部分孤独症儿童在各方面都取得了很大的进步。

第五节　展望

研究者虽然已经阅读了大量音乐治疗、心理学、精神病理学等相关学科的中、英、韩文资料，在反复揣摩研究中国、韩国的音乐治疗实证研究案例的基础上，于个案实施治疗的过程中不断调整、改善治疗策略，试图从第一手资料出发，进行分析、整理、归纳，但由于研究时间、资金及研究者能力的限制，本研究无论是理论还是实践方面均存在诸多不足之处，期待在后续的研究中加以改进。

一、扩大研究对象、延长治疗时间

本研究由于研究时间、研究经费及人力资源等限制，只对 4 名孤独症儿童进行了 15 次的艺术治疗活动。总体来看，对这 4 名儿童的治疗在社会交往、语言能力、躯体运动等方面都取得了显著的效果，但是孤独

症的治疗是长期甚至终身的过程，音乐治疗是一个潜移默化的过程，并常伴有反复出现的问题。未来研究如果能延长实验时间，将会为孤独症儿童提供更广泛、更有效的康复治疗活动。

在年龄上，本研究的4名孤独症儿童的实际年龄在4岁到11岁之间，但孤独症症状的凸现是在3岁之前。从这个角度看，本研究的干预还觉稍晚。如果能对更年幼的孤独症儿童进行干预，就更能发现早期干预的意义所在。故尚需在以后的研究中进行更多的个案研究及小组研究。加大样本容量，通过对多个研究对象的音乐治疗进行横向比较，取得更大的进步。

二、完善研究设计方案

虽然本研究应用音乐治疗对孤独症儿童进行了干预治疗，研究者将音乐治疗的多种技法有机穿插整合于活动方案中，并且取得了相当理想的效果，但是，在具体实践操作中研究者发现，有一部分的活动方案在实施过程中，未能顺利展开，其中有各种因素，包括难度系数过大、不适应儿童在治疗中表现出的情绪行为等等。而且孤独症患者属于异质性群体，即使自闭程度相同的儿童，智力、症状表现、兴趣爱好也可能差别很大，所以他们能完成的治疗阶段不尽相同，每一治疗阶段所占的次数也不相同。治疗师要根据孤独症儿童的实际情况，及时调整治疗方案，灵活地安排治疗阶段的时间长短。因此，在未来的研究中，研究者希望在治疗活动方案的编排上能够重新修正、制订，在治疗过程中，进行长期追踪和详细记录，不断调整活动内容，使其更适合孤独症儿童的康复，提供更合理的支持帮助，这样才可能使儿童治疗的效果呈螺旋式上升状态。

三、完善评估方法

在本次研究过程中，由于研究时间和各方面资源的限制，对于音乐治疗效果的评估不够细致，而且音乐治疗最大的困扰在于疗效难以确切判断。例如，对量化资料的分析，只应用了一种统计学的方法进行分析，研究者希望在未来的研究中，通过长期的探索、实验，尤其是借助于计算机技术、虚拟场景技术等现代科学技术，以及先进的医疗装备和技术，如脑电图、核磁共振，能够应用更多的统计学方法进行测量分析，对质性资料做更细致的编码分析，相信可以获得更有价值的研究成果。

总体而言，研究者希望能够通过更多的临床实践研究，证实音乐治疗孤独症儿童的有效性，进一步探明音乐治疗对孤独症儿童的作用机制。

第四章　团体音乐治疗对农村留守儿童
自卑心理的干预研究

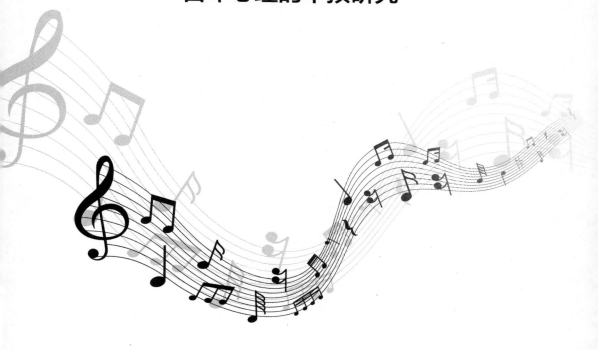

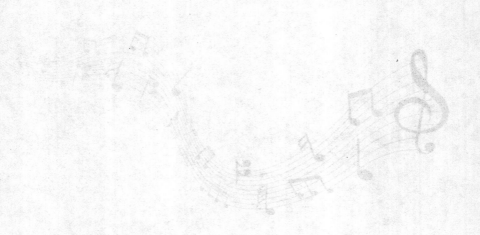

众所周知，家庭和学校是儿童从出生到青少年阶段接触最多的环境，对儿童心理发育的影响最大。和谐的家庭关系、充满爱和安定环境的校园，能够使儿童获得健康的心理。很多人认为，儿童因为天真快乐，不会有心理问题，其实这种想法是错误的。现代的孩子在得到爱的同时，却可能越来越失去了随心所欲地玩的自由，在得到物质满足的同时，却可能失去了与父母拥抱、游戏和谈话的机会。

有这样一个特殊的儿童群体。他们的父母为了生计，离开年幼的他们，由农村到城市，外出打工，用勤劳获取家庭收入，为经济发展和社会稳定做出了贡献。尽管现在交通和通信非常发达，他们与父母相伴的时间仍旧微乎其微。他们本应是父母的掌上明珠，现在却都成了"留守儿童"。这些处于成长关键期的孩子，在学习和生活中，既缺少父母情感上的关心和呵护，也很难及时地从父母那里得到思想认识和价值观念上的引导。长此以往，他们难免会对自我及他人产生认识和价值上的偏离，继而导致个性、心理发展的异常，影响身心的健康成长。

喜爱音乐是绝大部分少年儿童的天性，他们乐于参加各种音乐活动。因此，音乐可以成为音乐治疗师与留守儿童之间理想的沟通桥梁和媒介。团体音乐活动的多样性和快捷性，能有效激发留守儿童学习的积极性和融入感，不同的团体音乐活动可以承载留守儿童的各种情绪，尤其是帮助他们对消极情绪进行及时宣泄，摆脱胆怯孤僻的状态，学习正确的表达情绪的方式。在进行团体音乐治疗时，每位成员必须互相关注、互相配合，过程中找到自己的"社会角色"。每个人在团体中都可以体会来自团体的强大支持力量，增强团体凝聚力。同时培养他们现实生活中的社交能力，增强团队意识并树立规则观念。

总之，团体音乐治疗在儿童心理治疗中的作用很大，音乐可以平缓儿童大脑的波动，可以影响儿童呼吸、心跳、脉搏和血压，减少儿童肌肉紧张和改善身体协调能力，音乐还可以调节与儿童压力有关的激素，音乐甚至可以帮助儿童改善消化功能，培养儿童的耐心，促使儿童增强安全感和幸福感。

第一节　农村留守儿童相关概念

一、留守儿童引起关注的社会背景

20世纪末期，我国进入了经济快速发展、城市化和现代化的转型期，很多农村青壮年劳动力进入城市务工，人口流动加速。由于外出务工能给农村家庭带来一定经济收入，在经济得到有效改善的同时，农村常住人口也发生了结构性变化：青壮年农民外出务工后，农村常住人口为老人、妇女和儿童。尽管早期有很多调查涉及农村的负面问题，但对这些问题的关注在总体上还主要局限在农业，教育等政府部门和学术界研究者，没有进入全社会的视野。从 2004 年至 2013 年，随着中央一号文件连续 9 年聚焦"三农"问题，农村儿童问题得到高度重视。2004 年 5 月底，中华人民共和国教育部基础教育司召开了"中国农村留守儿童问题研究"研讨会，次年 5 月，中华全国妇女联合会又在郑州召开"全国农村留守儿童支援行动研讨会"。由于政府与社会各界的高度关注，留守儿童群体开始进入社会各界的视野。在此之后，有关农村留守儿童的研究文献迅猛增长，研究的内容从在校教育发展到家庭教育和其他社会教育，从学习问题到心理、行为、安全、监护类型及群体特征等。

二、留守儿童的概念

目前，留守儿童作为一个学术概念有多种界定和定义，在字面表达上，研究报告中出现过"留守子女""留守学生""留守少年""留守孩"等称呼。根据不同概念界定进行的数据统计口径不一，以致在"留守儿童"规模推算上有所出入。已有的关于留守儿童的定义，主要围绕以下几个基本特征进行。

（一）儿童年龄

已有研究中关于留守儿童年龄的使用差别较大，例如"14 周岁及以下儿童""不满 16 岁儿童"，部分研究依据联合国《儿童权利公约》认为，18 岁以下均为儿童，还有研究认为留守儿童实际为"处于义务教育阶段儿童（6—16 岁）"。

（二）父母外出

父母外出是留守儿童概念构成的核心部分，学者对父母外出这一特征的要求已达成共识，即父母双方或一方在外务工。

（三）父母外出时间

大多数研究对父母外出时间未加限制，有研究人员为了研究的可操作化，把留守儿童父母在外务工时间进行限定，有的限定 4 个月以上，有的限定半年以上，现在学界基本赞成后一种限定。

三、留守儿童的规模及监护状况

关于留守儿童的规模至今尚无准确的统计数字，相关数据均为估算数据。然而，由于"留守儿童"概念的界定有所不同，不同的研究者估算的结果也相差很大。2004 年，中央教育科学研究所课题组在甘肃、河北、江苏等省开展的调查结果表明，留守儿童在农村学龄儿童中所占比例达到 47.7%。[24] 有研究者经调查认为，2000 年以来，全国 0—17 岁的留守儿童从 2904.3 万增加到 2015 年的 6876.6 万，增加了近 4000 万，增长率 136%；农村留守儿童从 2699.2 万增加到 2015 年的 5492.5 万，共增加了 2793.3 万，增长率 103.4%。其中，2000—2005 年全国留守儿童增速最快，绝对规模增加了 4421.7 万，增长率 152%，农村留守儿童增长了 117%；2005—2010 年全国留守儿童规模减少了 353.2 万，其中农村留守儿童仍然保持增长的势头，增加了 241.6 万，增长率 4.12%；而 2010—2015 年，全国留守儿童的数量减少了 96.2 万，农村留守儿童更是减少了 610.1 万，开始呈现出下降的趋势。[25]

　　父母外出打工后，把留守儿童托付给留守的祖父母或者值得信赖的他人，这些被委托照顾孩子日常生活并负责对孩子进行教育的人，即留守儿童监护人。根据实际监护人的身份，留守儿童监护类型可分为单亲监护型、祖辈（祖父母或外祖父母）监护型、上代监护型（亲戚、邻居、老师等成年人监护）、同辈监护型（单独居住或与未成年的兄姐居住在一起）四种，其中，单亲监护型又可分为父亲监护型与母亲监护型。有研究者对 161 个留守儿童家庭进行调查发现，母亲监护型占儿童监护类型的 76.6%，父亲监护型占 2.6%，祖辈监护型占 16.9%，上代监护型和同辈监护型占 3.9%。[26] 有研究者对河南省某县 1027 名农村儿童进行问卷调查发现，祖辈监护占 67.9%、母亲监护占 21.7%、父亲监护占 2.3%。[27] 尽管研究中各类监护型的比例并不一致，但可以肯定的是，母亲监护型、祖辈监护型是留守儿童群体中最主要的监护类型。

四、留守儿童的心理适应状况

　　近年来，留守儿童的心理适应状况成为研究者感兴趣的重要领域。

心理适应（Psychological Adaptation）是指在生存环境发生变化时，个体在适应过程中保持良好的精神健康状况，主要侧重于情感层面，[28] 在操作层面上，心理适应常以孤独感、抑郁、焦虑、生活满意度、主观幸福感等情绪指标进行评估。行为主义认为，当环境刺激发生改变时，个体的心理与行为也会随之发生相应的变化。长期不能与父母共同生活，且与代理监护人生活在一起或代理监护人缺失都会使得原有的家庭内部环境发生较大变化。也就是说，留守儿童需要对家庭内部抚养环境的变化进行适应。[29]

有多项研究发现，留守儿童、青少年中的大部分存在抑郁情绪等问题，如侯洋、徐展抽取四川省七个乡镇随机调查显示，留守儿童孤独感得分高于非留守儿童；[30] 王玲玲、陈立文、陈素菡采用焦虑自评量表（SAS）和抑郁自评量表（SDS），对 52 例留守儿童（观察组）以及 59 例非留守儿童（对照组）进行问卷调查和评定，分析两组儿童焦虑和抑郁症状检出率及状态水平，结论为留守儿童焦虑、抑郁等情绪障碍发生水平高于非留守儿童，提示留守儿童比非留守儿童更需要心理上的帮助和支持。[31]

不良的情绪问题往往使得留守儿童很难进行正常的人际交往，导致他们出现恶劣心境，将不良的情绪问题扩大化，甚至引发自伤、自杀等行为。研究还发现：留守儿童的困境使得留守儿童的焦虑水平、外显问题行为、愤怒、敌意高于非留守儿童，且父母外出务工时留守儿童年纪越小，导致的焦虑水平越高。如，林宏通过问卷调查、入户访谈、实地考察等方法，得出福建省留守儿童由于不能得到父母面对面的教育、关爱，身心发展受到一定的影响，在个性品质、行为习惯、学习成绩等方面受到的影响尤为明显。[32] 这也使得非留守儿童主观幸福感高于留守儿童主观幸福感。留守儿童的心理健康水平也低于非留守儿童，在亲子依恋、师生关系等方面非留守儿童的表现优于留守儿童。[33]

留守儿童遇见学习上的问题，也没有可靠的成人进行答疑解惑、及时辅导，这导致留守儿童学习习惯差，产生更多的学习问题，形成恶性循环。[34]同时，吴继红的调查显示，不同留守模式的留守儿童、青少年在学习成绩的表现上也存在一定差异，父亲外出、父母均外出、母亲外出中，母亲外出的留守儿童、青少年学业心理存在更大的问题。[35]孙晓军、周宗奎、汪颖等的研究认为，在人际来往中，留守儿童、青少年的亲社会行为、同伴接纳得分低于非留守儿童、青少年，且在交往过程中会出现更多的背叛、冲突等不利于社交的行为，呈现社交淡漠的特点。[36]由此可见，留守儿童、青少年在心理适应中，社会适应性的表现低于非留守儿童、青少年，该观点也多次被证明。[37]

第二节　自卑心理概述

最早对自卑心理进行研究的学者之一是法国精神病理学家珍妮特（Janet），但对自卑心理研究影响最深远的学者之一是奥地利精神病学家阿德勒（Adler）。阿德勒将自卑划分为自卑感和自卑情结。自卑感指的是个体对自己抱有的一种消极的心态，主要表现为对自身的条件以及自我价值表示怀疑和否定，疲于应付环境及生活所带来的压力，对自己的行为方式及行动目的表示怀疑。当个体受到他人轻视、嘲讽甚至是侮辱时，个体的自卑感会加深，自卑感随着积累就会上升为"自卑情结"。[38]

在早期对自卑的研究中，通常用自卑感来代指外显自卑。《简明心理学辞典》中，自卑感是个体遭遇挫折、无法达成目标时的无力感、无助感及对自己失望的心态。[39]《心理学大辞典》中，自卑感是指个体在感受到自我卑微、无能时而产生的自我不认同感。[40]《心理学辞典》中，自卑感是个体在和他人进行社会比较的过程中，感到自己不如他人而产生的消极自我评价，是一种不能自助和消极的情感体验。[41]综合以上文献的阐述，当前研究认为，福利院孤残儿童的自卑心理更多是一种外显自卑；是个体同他人比较时，由于低估自己而产生的不合理的自我认知；是一种负面的心理状态，包含消极的情绪体验和较低的自我评价。

一、自卑心理的表现与危害

阿德勒认为，当个体的某种生理缺陷或能力缺陷遭到周围环境中人们的轻视、贬低、嘲讽或侮辱时，会强化个体敏感而脆弱的自卑心理，情况严重者可能会出现畸形的表现形式，如暴力行为、嫉妒心强、自欺欺人，长期如此便容易产生一种"自卑情结"。所谓的自卑情结，是指个体在面对问题或困难时无所适从、消极逃避的表现。由此可见，哭泣、暴怒或道歉等行为都可能是自卑情结的体现。[38]阿德勒进一步指出，经常用抱怨或哭泣的方式引起周围人注意的个体，与过度羞怯、忸怩作态及有罪恶感的个体，在其举手投足之间都表现出某种自卑情结。因为这几种类型的个体都极其重视自己在他人心中的形象或评价，关注任何外人言语中涉及对他们评价的任何方面，尤其容易被刺痛和受伤；他们常常习惯于对外界的批评建议、言谈声笑声、否定等做出病态的解读和敏感的反应；在事情进展得不顺利或在与他人对比中发现自己有某种缺点时感到特别受挫或难受；在察觉到周围人对自己印象不好时比一般人更明显地感到焦虑不安，具有羞怯性格，易产生内心孤独和胡思乱想的特点。

在认知方面，自卑者存在明显的认知偏差，总是把注意力放在自身的缺陷与不足上。自卑者不仅忽视别人对自身优点的赞赏，而且认为自身存在的不足无法改变，即使这些缺点并未引起他人的注意，自卑者还是非常注重自身的缺陷与不足，从而产生自卑情结。在感觉和情绪方面，自卑者习惯性地自我贬抑，用消极悲观的眼光看待事物，当事情没有达到自己的期望值时容易情绪低落，甚至对生活失去希望。此外，自卑者喜欢把心事深藏心中，对于别人无意的言行非常敏感，并深陷于不良的人际关系之中。[42] 在行为方面，由于内心封闭、缺乏交流，自卑者容易抵触和排斥他人的善意，并对他人的批评与嘲讽极为敏感，还可能出现极端行为，直接影响了他们学业成绩的提高和身心的健康发展，甚至对他们将来的择业观、工作方式，以及婚姻和家庭生活都可能带来不良影响。[43] 此外，自卑者在人际交往过程中存在无法适应的情况，包括认知障碍、情绪障碍以及人格障碍。[44]

自卑心理具有普遍性，轻度的自卑能使个体通过自我激励提高动机水平，从而达到超越自我的目的，但是长期且严重的自卑感则会给个体带来严重的情绪困扰和心理问题，进而影响个体的身心健康。自卑心理存在以下几个方面的危害。

第一，产生消极的心理定向。自卑心理的消极作用，影响了人的进取心、自尊心，使人变得胆怯、畏缩、迟缓、犹豫、患得患失，抑制了自己才能的发挥。久而久之，则会产生一种消极的心理定向。错误的心理定向会给个体带来一系列的消极情绪，在经历一次次失败的体验后，个体会习惯性地自我否定。消极的自我评价还会使个体产生相应的心理障碍。比如，有的人对自己的相貌或身材感到不满意，并且自身又很重视这方面，可能产生别人都在嘲笑他的错觉，甚至不敢与人交流，从而影响正常的生活。[45]

第二，导致人际交往能力下降。自卑心理使人际交往能力下降，使人形成封闭保守、偏执孤僻、缺乏勇气、胆小懦弱等性格缺陷。自卑者因为对自己的评价较低，往往以一种消极或错误的防御形式来保护自己。有学者通过研究发现，自卑感较强的大学生在入学6个月后可能更具攻击性，并且留守经历在自卑感和攻击性之间具有调节作用，留守经历加剧了自卑感对攻击性的影响。[46] 还有学者认为，自恋水平相对较高和自尊水平相对较低的儿童表现出更高的自我控制问题。[47]

第三，严重的自卑心理危害身心健康。自卑不仅与压力、焦虑和攻击性直接相关，而且还通过意向正念的中介作用与其他情况间接相关。[48] 有学者通过研究发现，自卑水平越高意味着心理健康状况越差。[49] 此外，严重的自卑感会使个体产生酒精或烟草依赖、抑郁反应等精神疾病。[50] 还有学者认为，低自尊预测随后的沉思，进而预测随后的抑郁。这些发现适用于男性和女性，也适用于抑郁症的情感认知和躯体症状。[51] 上述国内外学者的研究，都指出了严重的自卑感对个体的危害，不得不引起家长、学校和整个社会的关注。[52]

二、自卑心理的影响因素

（一）生理因素

身心发育不健全、心智不够成熟、认知能力有限等，致使留守儿童缺乏理性的思维以及合理的归因方式。个体在进行比较的过程中会产生优劣差异，当这种差异性达到一定程度时个体就会产生自卑感。[53] 阿德勒认为有身体缺陷的人非常注重并且害怕他人发现自身的缺陷与不足，从而产生自卑心理。[38] 个体对自身的相貌、身材等不满意都可能产生自卑的感受，有学者通过研究发现，在儿童和青少年中，肥胖与身体不满意和低自尊的风险呈正相关。[54] 过早发育的儿童对于自己身体发育变化存在认知偏差，缺乏对身体发育的正确认识往往会令他们感到紧张不安、害羞，从而产生自卑心理。[55]

（二）心理因素

自卑心理的形成与人们的心理因素密切相关，有学者将希望视为儿童发展的积极指标，并通过研究发现，与低希望儿童相比，高希望儿童对自己的生活更加满意，自尊水平也更高。

（三）家庭因素

留守经历导致留守儿童性别劳动分化，即留守女孩必须承担一系列再生产劳动，留守男孩则很少参与劳动并将闲暇用于玩游戏。在生产劳动过程中，留守女孩必须承担比留守男孩更多的责任，这种现象容易使女孩产生不被重视、不被接纳的感受，从而产生自卑心理。[56] 由于父母监护缺位，情感支持不足，农村留守儿童较普遍地产生消极情绪，成长环境不佳。留守迫使他们承担与家人分离的压力，亲情的缺失使他们获得的情感支持不足，在遇到困难时难以及时获得父母的关心与爱护，容易出现怯懦、自卑等心理问题。[57] 留守儿童的自卑感会随着父母外出务工时间的增加不断积累，从而对留守儿童的身心健康产生不利影响。[58]

（四）学校因素

一项基于西北农村地区一所县域寄宿制学校的田野调查发现，寄宿制学校在发展中面临办学条件和办学质量较为落后等问题，导致寄宿制学校难以充分发挥其教育功能和补偿性功能。[59] 个别教师不合理的教育方式以及不良的师生关系也可能促发留守儿童产生自卑心理，最终导致辍学、心理障碍等问题。[60]

（五）社会因素

社会因素。从社会的角度看，自卑来源于人们追求完美的社会文化，例如媒体广告所传递出来的穿搭信息和期待，导致人们被这些刻意传达的理念影响，无形之中加剧了自卑的感受。[61] 从制度上来看，一些由人设计的制度长期对人压制、羞辱，由人对人施加的长期侮辱、贬损，由来自亲人的溺爱而造成的自卑是有害的，严重的可能会不可修复，形成自卑人格。从民族的角度看，研究表明受害者肤色是民族自卑情结产生的关键因素。[62]

三、关于留守儿童自卑心理的研究

大多数学者认为，留守儿童与非留守儿童的自卑感存在显著差异，缪丽珺等采用特拉华欺凌受害量表（DBVS-S）和自卑感量表（FIS）整群取样法对江西两所初级中学 1176 名学生进行调查。结果表明，亲子分离影响留守儿童社交自卑和体能自卑这两方面。[63] 周宗奎等人的研究表明，作为低社会经济地位儿童的典型代表，父母外出打工的农村留守儿童在人身安全、学习、品行、心理发展等方面都存在不同程度的问题，留守状态尤其对孩子自信心具有重要的影响作用。[64] 但也有学者认为留守儿童与非留守儿童的自卑感并无显著差异。[30]

儿童自身的因素以及来自父母、教师、同伴等群体的支持都能帮助儿童改善自卑感。张思琪经研究发现，以学校社会工作专业方法进行的干预，能够较好地帮助农村留守儿童克服自卑心理问题，使他们恢复良好的自我状态。但介入效果也受到社会工作者自身专业能力、学校管理模式、家校社协同育人之间存在脱节问题的影响。[65] 杨鸿源采用体育兴趣小组介入的方式，对农村留守儿童形成正确的自我认同感、提升沟通交流能力及自信心有显著成效。[66]李燕娜从教育的角度出发，认为儿童日常的学习活动、人际互动及行为表现等是农村留守儿童自卑心理容易表现的几个方面，而增强儿童与代养者的交流与互动、对儿童多进行心理教育、提升社会的责任意识和教育作用能够对留守儿童的自卑心理问题起到很好的改善。[67]同样从教育角度出发、对留守儿童自卑心理问题进行研究的还有李德勇，他集中分析了家庭环境、学校教育、同伴交往等因素对留守儿童自卑心理形成的影响，并从监护人、学校及社区层面分别给出了加强亲子沟通、重视心理健康教育及强化责任意识等对策。[68]

四、音乐治疗在留守儿童领域的相关研究

音乐治疗作为艺术心理疗法的一个分支，20 世纪 80 年代进入中国后开始在各领域广泛应用。国内音乐治疗在儿童领域被广泛应用，针对特殊儿童的研究主要是在智力障碍儿童、孤独症儿童、听力障碍儿童、唐氏综合征儿童、脑瘫儿童等领域，而针对正常儿童的研究，多集中在留守儿童、流动儿童等领域。

关于奥尔夫音乐治疗对留守儿童干预的研究较多。李昕昕尝试采用奥尔夫音乐治疗进行干预研究，借助对选定对象测试结果的前后对比分析，探究了此种干预措施对于留守儿童人际交往障碍的治疗作用。[69]吕莹研究发现奥尔夫音乐治疗能够明显改善留守儿童的焦虑情绪。[70]王琳琳采用自行设计的奥尔夫音乐治疗方案，对具有焦虑性情绪障碍的农村留守儿童进行对照治疗研究，结果表明，相关治疗不仅能对农村留守儿童焦虑性情绪障碍产生明显的改善作用，还能提升留守儿童人际交往能力与主观生活感受性。[71]除此之外，音乐治疗在留守儿童社会适应领域、情感的塑造和提升方面皆有不错的效果。

第三节　团体音乐治疗对农村留守儿童自卑心理干预的实施过程

一、研究目的

当前研究旨在探讨团体音乐治疗对留守儿童自卑心理干预的有效性，同时能够丰富团体音乐治疗在留守儿童领域的理论研究和辅导方案。

二、研究对象的选择与简介

湖南是劳动力输出大省，大量青壮劳动力外出务工，农民外出在增加经济收入的同时，也产生了一大批农村留守儿童。本研究所选样本来自湖南省祁东县，祁东县是农业大县、人口大县、劳务输出大县，也曾经是省级贫困县。全县义务教育阶段学生中，共有留守儿童56328人，占总人口的58.76%。

本文研究对象为年龄在6—14周岁的农村留守儿童，此年龄段的儿童极大部分在学校上学。考虑到实验的可操作性，著者所选定的这所全日制小学是一所民办封闭式学校，名叫某某学校。2020年有学生1565人（研究期间学生人数），其中留守儿童1361人，占全校学生总数的86.9%。其中来自建档立卡贫困户家庭学生101人，占全校学生总数的6.4%。通过自卑感量表来测量儿童的自卑水平，将自卑感量表测量的得分由高到低排列，选出自卑感总分排在前27%的儿童进行实验研究。经过筛选共有20名自卑感水平较高的儿童被选入研究小组，参与研究的儿童在入组前均得到监护人的知情同意。根据儿童的人数、男女比例和自卑水平将儿童分成实验组和对照组，每组 10 人，其中男生 4 人、女生 6 人。两组儿童各方面水平基本匹配，统计结果无显著差异，属于同质性群体，其简介见表 4-1 与表 4-2。其中实验组 10 人进行团体音乐治疗，对照组的 10 人不接受任何干预。

表 4-1　对照组成员简介

姓名	性别	年龄	年级	父母外出打工时间	主要监护人
张墨	男	10 岁	四年级	6 年	爷爷奶奶
刘芳	女	9 岁	三年级	3 年以上	爷爷奶奶
李华	女	11 岁	五年级	5 年	外婆
赵阳	男	10 岁	四年级	3 年以上	外公外婆
冯刚	男	9 岁	三年级	5 年	爷爷奶奶
徐欣	女	11 岁	四年级	4 年	外公外婆
李晴	女	8 岁	三年级	3 年	外公外婆
刘昊	男	11 岁	四年级	5 年	爷爷奶奶
张熙	女	9 岁	三年级	3 年	爷爷奶奶
赵芳	女	9 岁	三年级	4 年	爷爷奶奶

注：以上姓名均为化名。

表 4-2　实验组成员简介

姓名	性别	年龄	年级	父母外出打工时间	主要监护人
冯晓	女	8 岁	三年级	3 年	爷爷奶奶
李飞	男	9 岁	三年级	3 年	爷爷奶奶

续　表

姓名	性别	年龄	年级	父母外出打工时间	主要监护人
梁倩	女	10 岁	四年级	5 年	外公外婆
徐怡	女	10 岁	四年级	9 年	奶奶
孙琦	女	10 岁	四年级	3 年	爷爷奶奶
李霄	男	9 岁	三年级	5 年	爷爷奶奶
赵菲	女	11 岁	五年级	6 年	外公外婆
张乐	女	10 岁	四年级	3 年	奶奶
赵毅	男	9 岁	三年级	5 年	外公外婆
王译	男	9 岁	三年级	4 年	姑姑

注：以上姓名均为化名。

三、研究工具

当前研究采用 Fleming 和 Courtney（1984）版本的自卑感量表 (The Feelings of Inadequacy Scale, FIS)，见附录四。FIS 共有 36 项条目，七级评分。量表由自尊因子、社交因子、学习能力因子、外貌因子和体能因子构成，将 5 个维度的因子得分相加得出自卑感总分。FIS 在中国测量的信效度较高，条目间平均相关系数为 0.25，各因子的条目间平均相关系数为 0.29 ~ 0.41 。总量表和量表的内部一致性信度分别为 0.92 和 0.73 ~ 0.87，重测信度为 0.86 和 0.74 ~ 0.94 。[72]

四、研究流程

实验前通过自卑感量表（FIS）对儿童实施前测，根据前测结果筛选出参与实验的儿童。将儿童分为实验组和对照组，对实验组的儿童进行团体音乐治疗，对对照组的儿童不进行任何干预。在团体音乐治疗干预结束后，组织儿童进行后测试。在团体音乐治疗结束 6 个月后，进行追踪测。

五、团体音乐治疗实验设计

本实验采取单因素实验方法，对实验组进行每周一次，每次 45 分钟左右，为期 12 周共计 12 次的团体音乐治疗。对照组不接受任何干预治疗。除去团体音乐治疗时间，两组其他生活学习活动一致。实验设计代称见表 4-3。

表 4-3　实验组与对照组的实验设计

组别	前测	治疗干预	后测
实验组 10	T1	X	T2
对照组 10	T3	N	T4

注：T1、T2 代表对实验组的前后测，T3、T4 代表对控制组的前后测，表示对实验组进行治疗干预，表示对照组不接受治疗干预。

六、团体音乐治疗方案设计

针对留守儿童自卑的负性认知特点及由此产生的行为特点，著者决定以认知行为主义的治疗思想为主，并结合团体音乐治疗中所包含的人本主义精神理论，让留守儿童在治疗过程中能认识自我、接纳自我，形成理性的思维方式及正确、合理的归因方法，从而发展留守儿童的内在人格素质，降低自卑心理水平，提升自信心。据此，著者设计了一个针对性的团体音乐治疗方案，此方案分为四个阶段，共 12 次团体音乐治疗活动。第一个阶段（第 1—2 次）的总目标是建立关系，为活动顺利进行做铺垫；第二阶段（第 3—6 次）的总目标是提升留守儿童的表达能力，改善负性认知及负性行为；第三阶段（第 7—10 次）的总目标是让留守儿童自我认识和自我接纳，寻找自己在团体和团体之外的积极情绪和积极内在资源；第四阶段（第11—12次）的总目标是总结经验，鼓励继续成长，处理分离。

　　根据留守儿童自卑心理的表现实施具体干预的目标，根据目标为实施团体音乐治疗设计具体干预方案。第一个阶段主要是建立关系，所设置的是破冰的团体活动，例如，编写《你好歌》与《再见歌》和名字游戏等。这些活动目的是让儿童逐渐脱掉羞涩、防备的外衣，创设一种良好、安全的团体氛围，为后两个阶段深层次的干预做好准备。第二、第三个阶段的活动形式较之第一个阶段更丰富，会加入自制乐器，会有乐器的即兴演奏。每次活动设定一个主题，主题的思想贯穿每个单元活动的始终，并通过团体音乐治疗的律动、歌唱、器乐演奏等表演体现出来。最后一部分的珍重和道别阶段，治疗师带领小组成员总结并分享参加此活动的感悟和收获，并鼓励他们继续成长，将活动中学到的改善自卑的经验泛化至日常生活之中。团体音乐治疗目标及内容见表4-4。

表4-4　团体音乐治疗目标及内容

阶段	次数	目标	活动内容
初始阶段	第1—2次	1. 了解团体音乐辅导，为活动顺利进行做铺垫 2. 破冰、相互认识，团体成员之间建立良好的关系 3. 建立团体行为规范 4. 建立小组成员接纳和参与的仪式	1. 介绍团体音乐治疗 2. 签订团体知情同意书、保密协议 3. 编写《你好歌》《再见歌》 4. 破冰活动 5. 名字活动

续　表

阶段	次数	目标	活动内容
探索阶段	第3—6次	1. 促进小组成员接纳和参与，促进小组成员间的交流 2. 提升小组成员的表达能力 3. 帮助小组成员寻找自身的优势、挖掘潜能 4. 增强小组成员的自信心	1. 歌曲演唱 2. 节奏接龙与动作接龙 3. 音乐律动 4. 乐器合奏
发展阶段	第7—10次	1. 自我认识和自我接纳 2. 认识和接纳他人 3. 合理归因训练 4. 寻找自己在团体和团体之外的积极情绪和积极内在资源 5. 强化自信心	1. 按声部排练合唱 2. 音乐绘画 3. 歌曲填词 4. 肢体放松
结束阶段	第11—12次	1. 回顾团体，总结经验 2. 增强对于积极资源的体验 3. 鼓励继续成长，处理分离	1. 歌曲讨论 2. 即兴乐器合奏 3. 在团体中告别、分享

通过团体音乐治疗对留守儿童的自卑心理进行干预，主要目标是改善他们自卑的心理状态，同时由于自卑心态的改变，儿童在社交方面也会有变化。

团体音乐治疗会对留守儿童的自卑心理起到直接改变的作用，主要有以下原因：在干预中，节奏互动、乐器合奏、合唱排练等活动，能够让留守儿童在活动中发现自己的能力和价值、增加自信心、获得自我肯定，在潜移默化中消除自卑心理。

当留守儿童自卑的心理状态在团体音乐治疗中获得改善后，儿童在社交方面也会有变化，主要有以下原因：随着干预的进行，自卑心理会逐步获得改善，当儿童能够轻松愉快地在集体中歌唱或器乐演奏，用音乐表达自己的感受，用音乐与他人交流时，儿童的社交能力也会获得较大的提升。

七、方案设计理论依据

（一）团体动力学理论

团体动力学理论是由勒温提出的，该理论强调团体是一个动力整体，应该将团体当作一个整体来研究团体内部的关系。团体成员既是个体又是团体的一部分，既能独立发展，又能影响团体发展（樊富珉，2005）。

勒温否定了行为主义学者所认为的"环境是影响行为的唯一因素"，并提出了关于"场"的理论，他认为，"场"指的是在某个特定的时间点上，个体的心理环境或是个体所处的人际环境。勒温在场理论中，解析了个体和团体的关系，将团体作为一个心理学上的"有机整体"，根据场论的观点，团体的行为和个体的行为一样，也是以所有发生影响的相互依存的事实为根据的。[73]

关于音乐中的场论在 20 世纪就已有论述，主要通过假说和逻辑推论，对音乐中关于"场"和"动力""能量"等进行大胆推测，但由于涉猎学科范式过广以及实验操作的难度较高，相关理论没有进一步的详细数据分析研究以作证明。相关理论中谈到的"音乐质能"是对音乐中所存在的"场"的理论的初探，这对音乐学术理论与其他学科的交叉是一种突破性的进展。[74]

（二）人际沟通理论

人际沟通是人与人之间交流信息、思想、情感的过程，是建立关系、维系情感、促进发展的基本要素。F. 但斯和 C. 拉森提出人际沟通有 3 种功能，即连接、精神与调节功能。[75] 目前，人际沟通理论在社会学、心理学、管理学、语言学等不同领域取得了多方面的理论和实践成果。

人际沟通的形式可以是语言也可以是非语言的，在团体音乐治疗中运用人际沟通理论，以音乐作为非语言的沟通方式，小组成员在演唱或演奏中相互支持，使用音乐沟通交流，不仅能获得沟通的快乐，还能够更好地认识自己、了解他人，从而促进自我成长。

八、团体音乐治疗实施过程

本次团体音乐治疗分为四个阶段，分别是初始阶段、探索阶段、发展阶段与结束阶段，根据不同的目标制定不同的治疗方案，小组成员在音乐治疗师的引导下完成每次治疗所安排的任务。

（一）初始阶段：小组成员初识与契约制定

初始阶段（第1—2次团体音乐治疗活动）的主要目标是建立小组关系，告知本阶段团体音乐治疗的目标及意义，同时完成小组成员初识及契约制定的任务，从而消除组员之间的紧张感、陌生感，形成一个有动力的治疗团体。

1. 第 1 次团体音乐治疗活动

（1）活动过程。

《你好歌》

器材：吉他

时长：2分钟

活动步骤：治疗师弹吉他，当唱到"挥挥手""问问好"的时候，引导大家做出相应动作，互相打个招呼。

活动一：破冰

时长：15 分钟

器材：蓝牙音响

活动步骤：

①音乐开始之后，从音乐治疗师开始，顺时针方向，成员们一边用手打节奏型（节奏型为双手拍手两次，拍腿两次），一边根据旋律介绍自己的名字以及自己的爱好是什么。

②音乐开始之后，从治疗师开始，顺时针方向，成员们一边用手打节奏型，一边根据旋律介绍自己的名字，以及做一个自己此刻想做的动作，其他人模仿一遍他的名字和动作，接着换下一位成员。

③音乐开始之后，从治疗师开始，做动作并传递，双手拍两次，做自己的动作，再拍两次做下一位成员的动作，下一位成员再继续传递。

活动二：乐器合奏

器材：手鼓，棒铃

时长：20 分钟

歌曲：《桃花朵朵开》

活动步骤：

①让成员们一起将《桃花朵朵开》演唱一遍。

②治疗师向成员们介绍乐器，并让他们自己挑选，选择相同乐器的成员坐在一起进行讨论：想用自己的乐器在这首曲子中哪个地方演奏，讨论好之后在白板上标记出来，大家一起进行合奏并演唱。

③第三轮让成员们重新选择乐器，并重新标记，合奏演唱一轮。

《再见歌》

器材：吉他

时长：3分钟

活动步骤：主治疗师弹吉他，在唱到"再见"的时候，大家一起挥挥手说再见。

（2）活动小结。

进行第一次团体音乐治疗活动时，音乐治疗师进行了自我介绍，并对项目也进行了详细说明。小组成员在这次会面中都很紧张，不愿意说话，整体气氛很散漫。这次活动也安排了相应的破冰活动，以此来化解小组成员之间的生疏和隔阂。用音乐的方式破冰，在一定程度上促进了小组成员之间的交流。由于是第一次音乐治疗活动，小组成员难免会有些许顾忌和放不开的地方，个别成员的积极性以及参与度还有待于进一步地提高。

2.第2次团体音乐治疗活动

（1）活动过程。

《你好歌》

器材：吉他 、白板、白板笔、白板擦

时长：5分钟

活动步骤：

①主治疗师和助理治疗师唱一遍《你好歌》，让来访者熟悉旋律。

②主治疗师和助理治疗师先做自我介绍，然后让大家看写在白板上的名字，主治疗师再引导每位成员做自我介绍，所有成员按顺序把自己的名字写在白板上。

③主治疗师再唱一遍完整的《你好歌》，歌曲中按顺序叫成员名字，邀请每位成员一起互动（如伸出双手问个好、和旁边的朋友击个掌等）。

④最后大家一起用"啦"的方式唱一遍《你好歌》。

活动一：开火车

器材：音响、钢琴

音乐：String Theory

时长：15 分钟

活动步骤：

①主治疗师引导成员们在房间里随意走动。

②音乐停止所有人站住不动，大家选一位成员成为火车头。

③主治疗师引导大家注意听圈外助理治疗师的钢琴声，弹几声，火车头就可以走几步，并拍离自己最近的一位成员，被拍到的成员成为火车身到火车头的身后去（如果火车头拍不到任何成员，音乐继续响起，当音乐停止时再继续步骤①、②）。

④最后，在音乐中所有成员组成一列火车，主治疗师请火车头带领这列小火车在房间内随意走动。当主治疗师说散开时，大家就可以开始下一轮开火车。

⑤活动结束后，主治疗师引导成员们进行放松。

活动二：沙蛋传递

时长：20 分钟

器材：音响、纸、笔、普通沙蛋若干个，水果沙蛋一个

歌曲：Ops

活动步骤：

①介绍沙蛋（不播放音乐），并带领大家传递沙蛋。

②播放音乐，在传递中，拿到水果沙蛋的成员分享自己的喜好，例如，歌曲、电影、美食，有相同的喜好的人可以挥动一下手中的沙蛋。

③接着播放音乐，带领大家传递沙蛋，接到水果沙蛋的成员分享平时最喜欢做的活动，例如，睡觉、看书、运动，同时大家有相同喜好的活动也可以再次挥动一下手中的沙蛋。

《再见歌》

器材：吉他

时长：3分钟

活动步骤：成员们跟随治疗师的吉他，演唱《再见歌》并挥手说再见。

（2）活动小结。

在《你好歌》中，可以明显发现团体成员变得稍微活跃起来，因为本次活动使用了一首新的《你好歌》，并且演唱次数增多，大家将自己的名字写在白板上，让来访者在熟悉这首《你好歌》的同时熟悉彼此的名字。小组成员通过《你好歌》互动能够准确叫出彼此的名字，另外，主治疗师也给了让团体成员单独互动的机会，以此增加团体成员之间的链接感。音乐治疗师运用接纳、同理心等技巧，让小组成员获得更多的信任和温暖，使他们在充满理解、关怀的团体氛围中感受自我，释放内心的压力，宣泄负面的情绪，更好地面对困难。此外，部分小组成员在团体音乐治疗活动之前就互相认识，导致活动过程中出现追逐打闹的情况，治疗师通过引导他们熟悉团体规范，有效避免了这一现象的持续。

（二）探索阶段：寻找自身的优势、挖掘潜能

探索阶段（第3—6次团体音乐治疗活动）的主要目标是通过4次团体音乐治疗，帮助小组成员掌握寻找并改变不合理认知的方法以及建立正确、合理的归因方式，从而改善小组成员的自卑感。

1.第3次团体音乐治疗活动

（1）活动过程。

《你好歌》

器材：吉他、歌词

时长：3分钟

活动步骤：

①主治疗师将歌词张贴到白板上，并唱一遍，带领成员熟悉歌词。

②主治疗师带领全体成员一起唱，唱到"晴天阴天还是下雨"的时候停下来询问成员"今天的天气是怎么样的"，唱到"挥挥手欢迎你"的时候停下来和大家一起挥挥手，在唱到"抬起头 say hello"的时候让成员和主治疗师自己挥手说哈喽，唱完"再次欢迎你"后再从"抬起头 say hello"唱并停下来让成员之间互相挥手说哈喽，最后唱完"再次欢迎你"之后让成员在一起挥手互相欢迎。

活动一：歌曲演唱

时长：20分钟

器材：沙槌、响板、手鼓、金杯鼓、吉他

歌曲：《萱草花》

活动步骤：

①主治疗师带领成员唱一遍歌曲熟悉一下歌词。

②把乐器分成散响类和鼓类两大类，带领成员熟悉一下节奏，带入歌曲一起完成一遍。

③歌曲分段，一名拿鼓成员和散响类配对成一个小组，分配给他们演奏片段，小组成员探讨如何演奏。其余人齐唱歌曲，小组演奏。

④大家一起敲响乐器，再齐唱一遍歌曲。

活动二：歌曲问答

器材：吉他

时长：20分钟

歌曲：《幸福拍手歌（改编）》

活动步骤：

①主治疗师带领小组成员用"啦啦啦"哼唱《幸福拍手歌》的旋律，熟悉旋律。

②大家一起用歌声询问主治疗师的兴趣爱好是什么，并完成相应动作。

③大家一起用歌声询问助理治疗师的兴趣爱好是什么，并完成相应的互动动作，以此激发小组成员的社交性，引发表达和讨论。

④从主治疗师的右手边依次开始，大家用歌声询问他/她，并回答、设置互动动作，主治疗师引导成员进行与"兴趣爱好"相关的讨论。

⑤根据现场情况可以加入"优势、特长"主题的问答与分享。

《再见歌》（同第1次活动的《再见歌》）

器材：吉他、歌词

时长：2分钟

活动步骤：

①主治疗师先唱一遍《再见歌》，让成员熟悉旋律。

②在唱到再见的时候，引导成员挥手说再见。

（2）活动小结。

通过《你好歌》互动增加成员之间的链接感，小组成员参与的积极性相对较高。在活动一（开火车）中，由于一开始团体成员不太清楚活动规则，第一轮时团体氛围较平静，但随着活动的进展，能明显观察到团体成员的情绪有较好的提升。在活动二（歌曲问答）中，团体成员能够主动分享自己的兴趣爱好以及特长，并在他人的赞赏下意识到自己的潜在优势。通过此次活动，小组成员不仅加深了对团体音乐治疗的了解，而且能够认识到自己在各方面的优点和潜在优势。从整个活动过程来看，治疗师观察并发现有一位成员对于发言非常抗拒，不能顺利地融入团体，这对于治疗师很有启发。由于小组成员的性格差异，治疗师一般将注意力放在积极发言的成员身上，对个别成员存在疏忽的情况。因此，在之后的活动中，治疗师有必要针对在人际关系上存在心理障碍的成员提升其人际交往能力。

2. 第 4 次团体音乐治疗活动

（1）活动过程。

《你好歌》（同第 3 次活动的《你好歌》）

器材：吉他

时长：3 分钟

活动步骤：治疗师向大家介绍《你好歌》，当治疗师唱到"挥挥手""说你好"的时候，所有人挥手打招呼。当治疗师单独向每位成员打招呼时，成员能够积极回应并在听到指令性词语时做出对应的动作。

活动一："我是谁"

器材：吉他、纸、笔

时长：15 分钟

活动步骤：

①邀请每位成员在纸上简单画出自画像，并写出自己的一个特征和优点。

②治疗师带领团体成员熟悉沙蛋传递的动作。

③治疗师弹奏吉他演唱《我是谁》，同时进行沙蛋传递，当音乐停止时，手上拿有水果沙蛋的成员抽取一张纸条，并告诉大家纸条上的内容。

④治疗师带领团体成员直接猜，或将特征及优点带进歌词演唱后猜出对应的成员。

⑤猜出后，团体成员一起将纸条中的特征及优点带进歌词演唱出来。

活动二：乐器演奏

活动时长：20 分钟

使用音乐：Girl in the mirror 即《镜子里的女孩》英文原版

使用乐器：沙蛋、沙槌、卡巴萨、棒棒糖鼓、金杯鼓

活动步骤：

①主治疗师向团体成员展示并介绍乐器，同时对除沙蛋之外的乐器进行分类，可分为鼓类及非鼓类乐器。

②将八个普通沙蛋摆成一排，并设计拍手的动作，带领团体成员一起熟悉一下；再加入水果沙蛋，邀请团体成员设计对应的动作，治疗师引导团体成员做出相应的动作。

③熟练之后，加入鼓类和非鼓类乐器，可以用普通沙蛋的不同颜色代表两类乐器（如：红色沙蛋是鼓类乐器，绿色沙蛋是木质类乐器）或用水果沙蛋进行区分。

④主治疗师和团体成员通过更换沙蛋的位置，决定演奏鼓类乐器或非鼓类乐器的先后顺序。

《再见歌》（同第 1 次活动的《再见歌》）

器材：吉他

时长：2 分钟

活动步骤：

①主治疗师先在圈内用吉他伴奏和助理治疗师唱一遍《再见歌》，让大家熟悉旋律。

②主治疗师带大家一起唱《再见歌》，在唱到"再见"时，引导所有成员挥手说再见。

（2）活动小结。

随着团体音乐治疗活动的不断深入和推进，可以明显发现，小组成员基本上在积极主动地参与小组活动。通过活动"我是谁"，小组成员找到了很多自己身上潜藏的优点和品质，小组成员越发了解自己，也越发愿意表达自己。而小组成员的这些具体改变在随后的互动环节都得到了很好的体现。通过音乐互动，团体的隔阂也得到了很大程度的消除，大家彼此信任、互相鼓励和支持。在这一过程中，小组成员的自我认同感也随着活动的进行而逐渐提升。

3.第5次团体音乐治疗活动

（1）活动过程。

《你好歌》（同第3次活动的《你好歌》）

器材：吉他

时长：3分钟

活动步骤：治疗师向大家介绍《你好歌》，当治疗师唱到"挥挥手""说你好"的时候，所有人挥手打招呼。当治疗师单独对每位成员打招呼时，成员能够积极回应并在听到指令性词语时做出对应的动作。

活动一：动作接龙

歌曲：《青苹果乐园》

器材：吉他

时长：15 分钟

活动步骤：

①让每一位来访者给自己设计一个动作。

②按照一定的节奏让每一位来访者进行动作传递。

③先按照固定的动作拍手两下，做出自己的动作，然后做固定动作即拍两下手，再做出在场任意一位来访者的动作，依次进行动作传递。

④熟悉这个设置之后，加入音乐，再跟随节奏一起进行动作传递。

活动二：沙蛋传递

时长：20 分钟

音乐：《你如此美丽》（英文原名 What makes you beautiful）

使用乐器：普通沙蛋、水果沙蛋

活动步骤：

①成员模仿治疗师传递沙蛋（拿—传）。

②拿到水果沙蛋的人要说一个特征，如"戴眼镜的人"。

③符合该特征的成员举起手，其他成员做指定动作。

《再见歌》（同第 1 次活动的《再见歌》）

器材：吉他、歌曲拼图

时长：2 分钟

活动步骤：

①主治疗师先在圈内用吉他伴奏和助理治疗师唱一遍《再见歌》，让大家熟悉旋律。

②主治疗师带大家一起唱《再见歌》，在唱到"再见"时，引导所有成员挥手说再见。

（2）活动小结。

　　沙蛋传递活动极大地调动了小组成员的积极性，为接下来的其他环节起到了很好的铺垫作用。本次治疗活动主要目标是让小组成员通过周围人的视角和观点，得到一些有关自我较为客观的信息，并进一步明确自身的主要问题及优势之所在，进而认清自己，并且能够正确看待自己，不再消极悲观，也不再对生活抱有不切实际的幻想，能够科学理性地面对自己以及生活中的困难与挑战。另外，随着活动的不断深入，大部分小组成员已经可以正确看待自己，并且逐渐形成有关自我的正确认识和评价，能在活动过程中做出行动上的积极承诺，这些都是非常好的方面。

　　4.第6次团体音乐治疗活动

　　（1）活动过程。

《你好歌》（同第3次活动的《你好歌》）

　　器材：吉他

　　时长：3分钟

　　活动步骤：治疗师向大家介绍《你好歌》，当治疗师唱到"挥挥手""说你好"的时候，所有人挥手打招呼。当治疗师单独对每位成员打招呼时，成员能够积极回应并在听到指令性词语时做出对应的动作。

　　活动一：音乐律动

　　时长：15分钟

　　使用音乐：《勇气大爆发》

　　活动步骤：

　　①治疗师带领团体成员一起熟悉动作，具体动作如下。

　　动作一：往左走一步并在胸前交替挥手，向右走一步并在胸前交替挥手；

　　动作二：往左走一步并在胸前交替挥手，向右走一步并在胸前交替挥手；

动作三：往左走一步并挥左手，往右走一步并挥右手，往左走一步并挥手，往右走一步并挥手；

动作四：往左走一步并挥左手，往右走一步并挥右手，往左走一步并挥手，往右走一步并挥手；

动作五：牵手向前走，牵手退回原地。

②播放音乐，全体成员一起跟着音乐做动作。

活动二：乐器合奏

器材：音砖（C：红、橙；D：橙、蓝；E：红、绿；F：青、蓝；G：橙、绿；A：黄、青、蓝；B：橙、绿）

时长：15分钟

歌曲:《萱草花》

活动步骤：

①主治疗师在演唱一遍歌曲后，让团体成员跟随自己演唱一遍。

②主治疗师向团体成员介绍音砖，并让团体成员自己挑选。

③挑选好音砖后，治疗师演唱歌曲，让团体成员看着颜色谱对应着自己手上的音砖尝试着去合奏。

④团体成员大概掌握好自己的乐器部分后，一起合奏。

⑤若时间允许，团体成员之间可以交换音砖。

《再见歌》

器材：吉他

时长：5分钟

活动步骤：

①治疗师让团体成员用一个词语总结今天的活动，将他们带入歌词中。

②主治疗师带领团体成员唱一遍这首歌。

③第二遍开头，引导团体成员挥手说再见，再反复唱一遍，最后主治疗师加上"让我们挥手说声再见"，让成员再来挥手说再见。

（2）活动小结。

在整个团体音乐治疗过程中，小组成员的参与积极性较高，尤其是在《音乐律动》环节，团体气氛较为活跃，成员之间的交流与互动明显增多。在总结与分享环节，大多数成员能够主动表达对他人的赞美，少数成员能够主动自我寻找潜能和积极情绪资源，并分享自己面临的心理困扰以及处理负面情绪的方法。本阶段的治疗基本完成治疗目标。

（三）发展阶段：自我认识和自我接纳，合理归因

发展阶段（第7—10次团体音乐治疗活动）的主要目标是让小组成员自我认识和自我接纳，引导小组成员分享自己在学习方面存在的困难，从而了解成员不同的归因方式，帮助他们学习合理的归因方式，以此增强他们的学习动机。

1.第7次团体音乐治疗活动

（1）活动过程。

《你好歌》

器材：吉他

时长：3分钟

活动步骤：

①主治疗师弹吉他，无指示，先唱一遍《你好歌》，让团体成员熟悉旋律。

②第二遍在唱到有指示动作的时候，治疗师引导团体成员做出指示性动作。

活动一：歌曲填词（G1O2）

器材：白板、笔、吉他

时长：20分钟

歌曲：《外婆的澎湖湾》

活动步骤：

①先唱一遍原版《外婆的澎湖湾》。

②看白板上的问题，询问小组成员，让大家共同探讨出四个大家都同意的答案写在白板上。

③填好第一个问题后，带入原旋律唱一遍。

④依次完成下面几个问题。

⑤把完成后的歌词完整地唱一遍。

歌词：今天我们来分享喜欢的水果，＿＿＿＿、＿＿＿＿、＿＿＿＿，还有＿＿＿＿；再来一起分享一下喜欢的颜色吧，＿＿＿＿、＿＿＿＿、＿＿＿＿，还有＿＿＿＿；这么多的城市里你最想去哪呀？＿＿＿＿＿、＿＿＿＿、＿＿＿＿，还有＿＿＿＿；＿＿＿＿＿＿＿＿＿＿＿＿＿＿＿＿＿，＿＿＿＿、＿＿＿＿、＿＿＿＿，还有＿＿＿＿。今天我们相聚在这里，我们彼此更加了解了。希望能留住快乐的时光。我们在这儿一起唱歌，共同度过美好的早上。

活动二：合唱训练中的呼吸练习

器材：钢琴

时长：20分钟

歌曲：《外婆的澎湖湾》

活动步骤：

①让小组成员根据自己的喜好挑选高、低声部（通过这种方法可以映射出他们不同的心理反应）。

②循环呼吸的训练和运用，即强调呼吸过程的三个步骤：吸—保持—呼，以便统一全体队员的呼吸状态，将一"吸"一"呼"的动作、感觉、气息支点的位置做分解练习。

③将呼吸训练融入整个合唱团之中，做到别人换气我不换，训练对呼吸器官以及发声器官的运用及控制。

《再见歌》

器材：吉他

时长：2分钟

步骤：成员们跟随治疗师的吉他演唱《再见歌》并挥手再见。

（2）活动小结。

本次活动整体进行得较顺利，团体氛围较好。在《你好歌》期间，小组成员能够根据《你好歌》中的提示和其他团体成员打招呼问好。在活动二"歌曲填词"中，在需要分享喜欢的水果、颜色等问题时，团体成员刚开始需要思考一下才能说出，但在活动中后期争相说出自己的答案。在该活动期间小组成员的情绪较积极，团体整体氛围较好。在活动三"呼吸练习"中，小组成员都能较好地跟随治疗师进行对于胸腹式呼吸方法和基本发声方法的训练，为下一步的学唱奠定基础。最后，《再见歌》的部分，不需要治疗师的提示，每位成员也能很好地跟随歌中的再见与其他团体成员挥手告别。

2.第8次团体音乐治疗活动

（1）活动过程。

《你好歌》（同第7次活动中的《你好歌》）

器材：吉他

时长：3分钟

活动步骤：

①主治疗师弹吉他，无指示，先唱一遍《你好歌》，让团体成员熟悉旋律。

②第二遍在唱到有指示动作的时候，治疗师引导团体成员做出指示性动作。

活动一：音乐绘画

器材：蓝牙音箱、彩色铅笔、蜡笔、油彩笔或者其他绘画材料，大张图画纸

时长：20分钟

活动步骤：

①把大张图画纸在白板上固定好，播放轻松的音乐，指导大家想象考试结束后的心情。

②让小组成员继续听音乐，静静地想象和感受。

③小组成员随意拿起绘图材料，将他们所想象的画面添加到那张图画纸上。

④治疗师提醒这是一个团体项目，每个人都可以在画纸上添加他们认为应该添加的内容，而不会受其他参与者的指责或负面评论。

⑤绘画完成后，团体成员分享画中内容所展现的意义，以及绘画过程中的感受。

活动二：合唱训练中的分声部练习

器材：钢琴

时长：20分钟

歌曲：《外婆的澎湖湾》

活动步骤：依据四个不同的声部（女高、女低、男高、男低）分成四个小组开始单独学唱单个声部（其中治疗师对个别高音唱不上去的旋律音符，在不影响整体和声框架的情况下，进行了必要的改动）。

《再见歌》（同第7次活动中的《再见歌》）

器材：吉他

时长：2分钟

步骤：团体/小组成员跟随治疗师的吉他演唱《再见歌》并挥手再见。

（2）活动小结。

与前几次团体音乐治疗不同，此次活动开始，小组成员就开始互相交流，并围在一起讨论此次小组工作大家所期待的音乐活动。在唱《你好歌》时，小组成员们都非常主动地挥手、相互打招呼。在"音乐绘画"活动后，有小组成员分享了如果自己考试失败，会将原因归结于自己很笨；有小组成员分享如果自己考试成功，会将原因归结于运气好，并不会因为考试成功而增强信心。治疗师和其他小组成员对这些成员进行引导，考试失败并非学习能力差，有可能是因为不够努力，好成绩是可以通过努力达到的；考试成功应该归结于自身的学习能力强等内在稳定的因素。归因训练主要是让小组成员学会运用合理、积极的归因方法看待考试结果，从而提高学习的积极性与主动性，促进积极的学习行为。在合唱的声部学唱中，由于心理或情绪的障碍等因素，有小组成员会对较难唱的旋律部分产生不正确的理解或产生认识误区。通过小组讨论，治疗师与其他成员及时对这些成员不正常的思维进行澄清和纠正。经过此次活动，小组成员基本能够通过分享自己对于考试成败的看法觉察自己的不合理归因方式，并在其他成员和治疗师的引导下，尝试运用合理的归因方式看待考试成败，从而改变因考试带来负面情绪的想法和行为。

3. 第9次团体音乐治疗活动

（1）活动过程。

《你好歌》（同第7次活动中的《你好歌》）

器材：吉他

时长：3分钟

活动步骤：

①主治疗师弹吉他，无指示，先唱一遍《你好歌》，让团体成员熟悉旋律。

②第二遍在唱到有指示动作的时候，主治疗师引导团体成员做出指示性动作。

活动一：以"这就是我"为主题即兴演奏

器材：吉他或钢琴、响板、金杯鼓、手鼓、沙蛋、铃鼓、沙槌、海洋鼓、鱼蛙筒、高低音梆子等

时长：20分钟

活动步骤：

①把小组成员分成两人一组，轮流描述自己的身体特征（如高、矮、头发颜色等）和优点（如有趣、友好等）。

②请其中一位成员选择一个乐器来代表自己的这些特征，并把自己的特征用这个乐器即兴弹奏出来。

③另一位成员口头重复这些特征给上一位成员听。

④每组完成一个回合，就发起一个小组即兴创作，每个人都贡献有自己特征的音乐。

⑤分享、讨论每个人如何为团队带来特别的东西。

活动二：合唱训练中的声部组合排练

器材：钢琴

时长：20分钟

歌曲：《外婆的澎湖湾》

活动步骤：当各小组基本掌握所演唱的声部后，合唱进入关键的声部组合排练。

《再见歌》（同第7次活动中的《再见歌》）

器材：吉他

时长：2分钟

步骤：小组成员跟随治疗师的吉他演唱《再见歌》并挥手说再见。

（2）活动小结。

此次活动小组成员互相交流增多，团体连接变得非常紧密。在以"这就是我"为主题进行的歌曲创作中，当被要求描述自己的特征或优点时，小组成员一般会描述自己喜欢做的事情或者喜欢吃的东西等。有的小组成员在用乐器表达自己的时候音乐持续的时间比较短，即兴演奏出来的音乐也比较消极，这时治疗师用钢琴即兴演奏进行了支持，在治疗师和其他小组成员的音乐支持下，这些小组成员调整了消极的情绪，表达出真实情感。随着团体音乐治疗活动的不断深入，大部分小组成员已经可以看到自己的特征和优点，并用音乐的方式积极地展示给大家，逐渐形成有关自我的正确认识和自我接纳。在合唱的声部训练中，小组成员对所选单声部的了解、认识和掌握，以及对合唱曲目产生的喜爱和情感认同，都反映出他们深层次的情感需要、认知程度和人格结构特质。团体中形成的安全感，让小组成员形成了对自己和他人的接纳，能够自由地表达自己、展现自己。

4.第10次团体音乐治疗活动

（1）活动过程。

《你好歌》（同第7次活动中的《你好歌》）

器材：吉他

时长：3分钟

活动步骤：

①主治疗师弹吉他，无指示，先唱一遍《你好歌》，让团体成员熟悉旋律。

②第二遍在唱到有指示动作的时候，治疗师引导团体成员做出指示性动作。

活动一：音乐律动

器材：蓝牙音箱

时长：20分钟

歌曲：《假面舞会》

活动步骤：

①主治疗师先教所有成员一起做大圈的动作，然后放音乐让所有成员一起跟着音乐做大圈动作，到"人类多爱扮作傻瓜"时音乐停下。

②主治疗师让音乐停后，大家一二、一二报数，一向右二向左转，然后两人面对面站成内外圈，主治疗师开始教两人搭档动作，音乐从头开始，大家复习大圈动作然后继续搭档动作。

③音乐不停，到第一次"亲爱的你呀"这里，团体成员按开始固定的一二搭档做完回到大圈重复步骤①，音乐到"你会永远是我的星辰"时提醒数一的成员往右走寻找一位搭档做搭档动作。

④音乐第三个和第四个"亲爱的你呀"在前四拍，提醒内圈成员向右边跳一步跟新搭档做搭档动作。

⑤最后音乐到"la"，所有成员踏步回到大圈，音乐结束，所有成员一起双手举高。活动结束。

活动二：合唱训练中的声部组合排练

器材：钢琴

时长：20 分钟

歌曲：《外婆的澎湖湾》

活动步骤：

①进行合唱声部组合排练。

②治疗师通过组织对歌曲的讨论、分析，为小组成员提供有力的心理支持，帮助小组成员走出自我存在的心理误区。

《再见歌》（同第 6 次活动中的《再见歌》）

器材：吉他

时长：5 分钟

活动步骤：

①治疗师让团体成员用一个词语总结今天的活动，将团体成员带入歌词中。

②主治疗师带领团体成员唱一遍这首歌。

③第二遍开头，引导团体成员挥手说再见，再反复唱一遍，最后主治疗师加上"让我们挥手说声再见"，让成员再来挥手说再见。

（2）活动小结。

在音乐律动活动中，使用《假面舞会》为背景音乐，让小组成员想象自己为参加舞会的舞者，自信地舞蹈。在进行音乐律动的过程中，少数小组成员表示害羞，低着头不敢直视他人，小组气氛陷入尴尬。随后治疗师亲身进行示范，小组成员逐渐适应并在治疗师的鼓励下学会从律动中体验自信的感觉。部分小组成员还表示，集体完成音乐律动和合唱能够让自己获得自信的感觉。

（四）结束阶段：回顾团体，处理分离

结束阶段（第 11—12 次团体音乐治疗活动）的主要目标是引导小组成员分享在小组工作中的收获与感受，同时帮助小组成员回顾整个小组工作过程，鼓励小组成员继续成长，处理离别情绪，结束团体音乐治疗。

1. 第 11 次团体音乐治疗活动

（1）活动过程。

《你好歌》

器材：吉他

时长：3 分钟

活动步骤：

①主治疗师弹吉他，无指示，先唱一遍《你好歌》，让团体成员熟悉旋律。

②第二遍在唱到有指示动作的时候，治疗师引导团体成员做出指示性动作。

活动一：乐器找搭档

器材：木琴、沙槌、双响筒、棒棒糖鼓

时长：15 分钟

活动步骤：

①助理治疗师负责敲木琴，团体成员跟随木琴的快慢在圈内随意快

慢走动。

②将乐器放在治疗师的两端，当木琴声停止时，团体成员每人就近拿一个乐器，并寻找配套的乐曲。

③助理治疗师用木琴随意敲击一段简单的节奏，团体成员合作模仿该节奏。

④治疗师询问是否有成员想要使用木琴。

活动二：歌曲讨论

器材：蓝牙音箱、吉他

时长：20分钟

歌曲：《桃花朵朵开》《幸福拍手歌》《萱草花》《青苹果乐园》

活动步骤：

①助理治疗师分发歌词。

②主治疗师带领成员回忆歌曲之前对应的活动，并鼓励成员针对歌曲和活动内容分享自己的感受。

③主治疗师带领大家连续唱同一首歌曲两遍，然后唱下一首歌曲。

《再见歌》

器材：吉他

时长：5分钟

活动步骤：

①治疗师让团体成员们用一个词语总结今天的活动，并将这个词语带入歌词中。

②主治疗师带领团体成员唱一遍这首歌。

③第二遍开头，引导团体成员们挥手说再见，再重复唱一遍，最后主治疗师加上"让我们挥手说声再见"，让成员再来挥手说再见。

（2）活动小结。

回顾团体音乐治疗，小组成员交流讨论自己所掌握的提升自信心的方法与技巧。在小组成员对整个小组活动的回顾过程中，随着对活动过程以及内容的不断回忆和呈现，成员们都产生了一定程度的情绪反应，有几位小组成员甚至感动到哭，也有成员在随后的环节发表了不少自己和团体音乐治疗活动的经历和感想。团体音乐治疗活动接近尾声，小组成员的情绪十分积极，成员之间的交流明显增多，通过经验分享，组员加深了对所学知识的认识与理解。由于小组成员之间建立了深厚的感情，部分成员表现出了离别情绪，并表现出对于治疗师的不舍。

2.第12次团体音乐治疗活动

（1）活动过程。

《你好歌》（同第11次活动中的《你好歌》）

器材：吉他

时长：3分钟

活动步骤：

①主治疗师弹吉他，无指示，先唱一遍《你好歌》，让团体成员熟悉旋律。

②第二遍在唱到有指示动作的时候，治疗师引导团体成员做出指示性动作。

活动一：即兴器乐合奏

器材：木琴、沙槌、双响筒、棒棒糖鼓、响板、金杯鼓、手鼓、沙蛋、铃鼓、海洋鼓、鱼蛙筒、高低音梆子等

时长：30分钟

活动步骤：

①选择一名志愿者或指定一个人先离开。其他小组成员说一说自己

喜欢这个人的地方。

②接下来，小组成员选择乐器，通过乐器"演奏"用音乐表达出这个人的好品质。

③然后，请这位小组成员进来，说出自己喜欢自己的方面，同时用木琴演奏出来。

④慢慢地其他小组成员把他们的乐器加入其中，为这位演奏木琴的成员伴奏，表示对他的肯定和赞同他的好品质。

⑤然后，大家把刚才演奏的、表达对这位成员的喜爱的音乐表演给他看，共同分享他所拥有的好品质。

⑥即兴表演结束后，让刚刚这位志愿者或者被选中的人选择一位新的志愿者，他的好品质也会以同样的方式被指出并演奏出来。

⑦指导每个人都有机会轮流。

活动二：合唱表演

器材：钢琴

时长：10 分钟

歌曲：《外婆的澎湖湾》

活动步骤：

①在场地中搭建一个临时小舞台，由治疗师担任报幕员为合唱表演进行报幕。

②小组成员进行《外婆的澎湖湾》合唱表演。

《再见歌》（同第 11 次活动中的《再见歌》）

器材：吉他

时长：5 分钟

活动步骤：

①治疗师让团体成员们用一个词语总结团体音乐治疗活动，将这个词语带入歌词中。

②主治疗师带领团体成员唱一遍这首歌。

③第二遍开头，引导团体成员挥手说再见，再重复唱一遍，最后主治疗师加上"让我们挥手说声再见"，让成员再来挥手说再见。

（2）活动小结。

可以看出，整个团体音乐治疗活动的进行，对于小组成员的影响还是比较大的。大家也在这种互帮互助的小组活动过程中，逐渐变得自信和勇敢，在与人相处等各方面，都成长了许多。他们逐渐可以非常自然地跟其他人分享自己的思想和观点。本次活动，每位小组成员都接受了来自团体的肯定和赞美，让他们强化了自信心。另外，考虑到个别小组成员流露出的对团体的不舍，治疗师采取了积极肯定以及适当转移注意力的方式，对这些小组成员进行了及时的情感疏导以及情绪安慰，也鼓励他们将在团体音乐治疗活动中学习到的知识泛化至日常生活当中，鼓励他们继续成长。

第四节　团体音乐治疗的干预效果与分析

一、实验组与对照组干预前 FIS 得分比较

由表 4-5 可知，实验组组员与对照组组员的自卑感量表（FIS）得分差别不大，说明实验前基本处于同一水平，可以在此基础上进行两组干预效果之间的比较。

表 4-5 实验组与对照组干预前测 FIS 得分

实验组姓名	FIS 前测得分	对照组姓名	FIS 前测得分
冯晓	150	张墨	144
李飞	145	刘芳	138
梁倩	146	李华	128
徐怡	160	赵阳	152
孙琦	124	冯刚	134
李霄	133	徐欣	160
赵菲	152	李晴	138
张乐	122	刘昊	142
赵毅	132	张熙	143
王译	126	赵芳	140
实验组均分	139	对照组均分	141.9

注：以上姓名均为化名。

二、对照组干预前后 FIS 得分比较

由表 4-6 可知，对照组，干预前后 FIS 得分大体一致，对照组在干预前后的指标显示出没有显著的改善。

表 4-6 对照组前测与后测 FIS 得分

对照组姓名	FIS 前测得分	对照组姓名	FIS 后测得分
张墨	144	张墨	141
刘芳	138	刘芳	138

续　表

对照组姓名	FIS 前测得分	对照组姓名	FIS 后测得分
李华	128	李华	130
赵阳	152	赵阳	148
冯刚	134	冯刚	135
徐欣	160	徐欣	158
李晴	138	李晴	140
刘昊	142	刘昊	143
张熙	143	张熙	140
赵芳	140	赵芳	142
对照组均分	141.9	对照组均分	141.5

注：以上姓名均为化名

　　由上表可知，对照组，干预前后 FIS 得分大体一致，对照组在干预前后的指标显示出没有显著的改善。

三、实验组干预前后 FIS 得分比较

　　由表 4-7 可知，经过团体音乐治疗工作干预之后，小组成员的自卑感量表得分均有所下降，其平均得分降低了 33.7 分。10 名小组成员的总体自卑感从中度水平转变为轻度水平，说明团体音乐治疗介入一定程度上改善了小组成员的自卑感，表明团体音乐治疗的预期目标基本达到，团体音乐治疗的开展具有一定的成效。

表 4-7　实验组前测组与后测 FIS 得分

实验组姓名	FIS 前测得分	实验组姓名	FIS 后测得分	分值变化
冯晓	150	冯晓	102	−48

实验组姓名	FIS 前测得分	实验组姓名	FIS 后测得分	分值变化
李飞	145	李飞	114	−31
梁倩	146	梁倩	89	−57
徐怡	160	徐怡	115	−45
孙琦	124	孙琦	118	−6
李霄	133	李霄	112	−21
赵菲	152	赵菲	110	−42
张乐	122	张乐	94	−28
赵毅	132	赵毅	108	−24
王译	126	王译	91	−35
实验组前测均分	139	实验组后测均分	105.3	−33.7

注：以上姓名均为化名

　　由上表可知，经过团体音乐治疗工作干预之后，小组成员的自卑感量表得分均有所下降，其平均得分降低了33.7分。10名小组成员的总体自卑感从中度水平转变为轻度水平，说明团体音乐治疗介入一定程度上改善了小组成员的自卑感，表明团体音乐治疗的预期目标基本达到，团体音乐治疗的开展具有一定的成效。

四、实验组与对照组干预后 FIS 得分比较

　　由表4-8可知，实验组与对照组在实验组接受团体音乐治疗干预后，FIS测量得分有明显差异，实验组的均分显著低于对照组。

表4-8　实验组与对照组干预后FIS得分

实验组姓名	FIS后测得分	对照组姓名	FIS后测得分
冯晓	102	张墨	141
李飞	114	刘芳	138
梁倩	89	李华	130
徐怡	115	赵阳	148
孙琦	118	冯刚	135
李霄	112	徐欣	158
赵菲	110	李晴	140
张乐	94	刘昊	143
赵毅	108	张熙	140
王译	91	赵芳	142
实验组后测均分	105.3	对照组后测均分	141.5

注：以上姓名均为化名

由上表可知，实验组与对照组在实验组接受团体音乐治疗干预后，FIS测量得分有明显差异，实验组的均分显著低于对照组。

五、实验组团体音乐治疗干预后与干预结束后六个月追踪FIS测试得分比较

由表4-9数据分析可以看出，经过团体音乐治疗干预之后，实验组干预前后的自卑量表得分变化呈显著性差异，实验组的得分明显降低，自卑水平明显降低。在本次团体音乐治疗完成之后的六个月，对实验组成员进行追踪测试，结果与刚结束团体音乐治疗时没有显著差别。由此可知，团体音乐治疗不仅能降低留守儿童的自卑心理水平，且经过追

踪测试得出，团体音乐治疗在六个月以后仍能维持降低自卑心理水平的效果。

表4-9 实验组干预后与干预结束后六个月 FIS 得分

实验组姓名	FIS 后测得分	实验组姓名	干预后六个月 FIS 追踪测得分
冯晓	102	冯晓	100
李飞	114	李飞	120
梁倩	89	梁倩	110
徐怡	115	徐怡	100
孙琦	118	孙琦	124
李霄	112	李霄	117
赵菲	110	赵菲	113
张乐	94	张乐	98
赵毅	108	赵毅	102
王译	91	王译	93
实验组后测均分	105.3	干预后六个月 FIS 追踪测均分	107.7

注：以上姓名均为化名

由上述数据分析可以看出，经过团体音乐治疗干预之后，实验组干预前后的自卑量表得分变化呈显著性差异，实验组的得分明显降低，自卑水平明显降低。在本次团体音乐治疗完成之后的六个月，对实验组成员进行追踪测试，结果与刚结束团体音乐治疗时没有显著差别。由此可知，团体音乐治疗不仅能降低留守儿童的自卑心理水平，且经过追踪测试得出，团体音乐治疗在六个月以后仍能维持降低自卑心理水平的效果。

第五节　讨论

一、对于小组成员的分析

本研究所选的被试全部来自祁东县某某学校，这是一所私立学校，在校生中的大部分是农村留守儿童。在祁东县，与某某学校相似的私立学校不在少数，在校生大部分也是农村留守儿童。相对于公立学校，虽然学费要高一些，但是很多家长还是愿意把孩子送到私立学校上学。这种私立学校多属于封闭式学校，学生吃住都是在学校里，只有放月假的时候才能走出校门，外出务工的家长对孩子的人身安全问题比较放心。此次团体音乐治疗实验中的被试来自某某学校 3—6 年级的学生，每个月只有四天的假期，其他时间都在学校，即使放假回家也是跟爷爷奶奶等代理监护人在一起。因为农村的主、客观条件，这些留守儿童没有接触过各种乐器，也没有接触过花样繁多的课外生活，他们的生活很单调，也易于产生自卑心理。

从团体音乐治疗干预之后的自卑量表得分分析，实验组成员确实在为期将近 3 个月的活动中，自卑水平得到了很大的改观。一方面是团体音乐治疗方案中的活动环节及治疗内容设置合理；另一个方面是这些留守儿童几乎没有接触过团体音乐治疗，他们对此觉得很新鲜，具有很好的依从性，并渴望得到来自治疗师和其他小组成员的心理支持。

二、音乐的非言语信息分析

音乐治疗师可以通过来自面部表情、身体语言、行为及团体成员的穿着和声音特征等非言语信息了解团体成员，这些非语言信息在治疗中十分重要。即兴演奏式音乐治疗所采用的乐器多为简单的、不需经过学习训练即可演奏的、节奏性和旋律性很强的打击乐器，如各种不同类型的鼓、三角铁、木琴、铝板琴。例如，某位小组成员选择音量小、不易引起人们注意的乐器，也表示这位成员的性格特点是内向、退缩的；有支配欲或攻击性较强烈的小组成员选择了体积大、音量大的乐器；有情感表达欲望的小组成员则选择了旋律性乐器。

有的小组成员在即兴乐器演奏时，发出的非语言信息非常戏剧化，那么音乐治疗师就要注意这位成员是如何演奏乐器，也要能够理解他演奏出来的声音的意义，并引导小组成员思考自己到底想在演奏中表达什么。一旦找到了表达的感情，治疗师就可以理解这些非言语信息的呈现与他生活的关系，在此基础上对小组成员的情感进行分析指导，以达到治疗目的。例如，治疗中小组成员们虽然是随心所欲地即兴演奏，但音响效果却迫使每一个人自觉或不自觉地不断调整自己的节奏、速度、音量或旋律，以在整个音乐中找到和确立自己的位置和角色。这使每一位小组成员在社会和人际关系中的行为特征和人格特点得以生动地表露出来：例如，支配欲强的小组成员用大音量的鼓声左右整个团体的音乐速度和节奏，依赖性强的小组成员总是追随别人提供的音乐模式。

三、团体的作用分析

（一）普遍性

在团体中，小组成员都有共同的治疗目标，会产生一种"同病相怜"的感觉。当人感觉自己与别人不同的时候，会渴望寻求与自己经历相同的同伴，甚至想找到比自己更加机智的同伴，以满足自己内心的归属感。

117

这个团体中的小组成员都有同样的困扰和生活经历，即都是农村的留守儿童。普遍性很好地解决了小组成员遇到问题时的孤独感，也能让小组成员相互了解和接纳，获得彼此的认同，利于建立一个安全、有治疗动力的团体。

（二）行为模仿

在团体音乐治疗中，小组成员还可以通过观察具有相同困扰的成员的治疗而获益，这种现象是非常常见的，一般称为"替代治疗"或"观察治疗"。（万瑛，2021）小组成员在团体音乐治疗活动中，觉察出自己不合理的认知和行为模式后，会学习或模仿团体中其他成员的行为方式，治疗师鼓励小组成员将在团体中学习到的正确的行为方式泛化至日常生活当中，提升应对问题的能力。

（三）人际学习

一个团体就像一个小社会，会映射出小组成员的人际交往模式，团体成员在互动时会暴露自己的问题。团体活动室也提供了一个解决问题和学习的场所，团体会让小组成员了解自己给别人留下了什么印象，其他成员对自己持什么样的看法。团体为小组成员提供彼此交往的机会，在这样的环境中互动学习，有助于提高人际交往能力。

（四）团体凝聚力

团体中的成员能够愿意参与团体活动，并且留在团体中与其他团体成员共同发挥作用，这种综合性的力量就是团体凝聚力（万瑛，2021）。在相互接纳和相互理解的团体中，小组成员更愿意表达自己的想法。这样，小组成员能觉察之前不能接纳的自我并加以改变。

随着留守儿童数量的不断增多以及留守儿童各种心理问题的不断凸显，社会各界都应引起高度重视和关注，全体社会成员一起努力，共同面对这一社会问题。只有所有社会成员共同努力和配合，才能为留守儿童创造更为有利的成长环境，才能使他们拥有更有利于身心发展的健康生活。在留守儿童自卑心理的具体介入方面，音乐治疗者应充分发挥自身的专业优势和特长，依照团体音乐治疗的具体原则和要求，充分运用团体音乐治疗的方法和技巧，通过对各种因素的综合考虑，从而设计出最适合这些儿童的具体介入方案，并通过对留守儿童自卑心理问题的有效干预，切实帮助他们摆脱自卑心理困扰，恢复健康的心理状态，并形成有关自我的良好认知及自我认同感，从而恢复自信。本次针对留守儿童自卑心理问题所进行的应用性研究，也为团体音乐治疗在具体领域的介入和开展工作，提供研究方法以及经验方面的支持，有利于该领域研究工作的深入开展和进行。

第五章 团体音乐治疗对大学生社交焦虑改善的干预研究

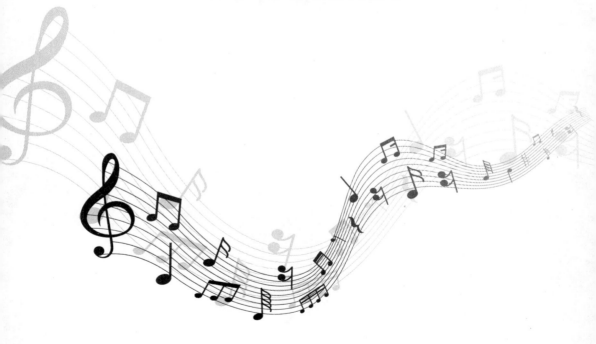

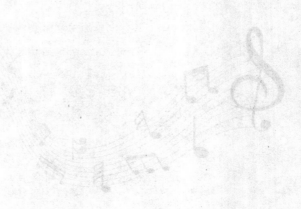

当今社会，良好的社交能力不仅是个人事业成功的首要条件，也是检验个人心理健康的重要标准。大学阶段是人格趋于完善、心理逐渐成熟的重要时期。大学生正面临学习、生活、就业三方面压力，在理想与现实之间更容易感觉强烈反差，更容易产生社交焦虑。近年来，"考研热"与就业形势的严峻化，使得大学生的压力更为严重，他们面临一系列的焦虑。研究发现，55.7%的个体在青春期曾有过社交焦虑的经历，其中社交焦虑障碍的发病率约为1%。高特质焦虑组大学生占总人数的20.3%，其中社交焦虑个体占较大比重，为焦虑的主要表现形式。[76]

社交焦虑是焦虑障碍中常见的一种损害社会功能的、影响面很广的心理疾患，这是一种慢性疾病，平均病程长达20年，自发缓解的可能性非常小。美国、加拿大、德国的调查数据显示，该疾病患者的终生患病率为10%~13%，12个月患病率5%~8%，[77]法国基层医疗机构调查中的社交焦虑终生患病率14.4%，[78]是继抑郁症、酒精依赖之后第三大常见精神障碍。

焦虑是在某种行动开始之前感觉到了危险时，为自我保护而产生的一种心理预备，这是人类与生俱来的一种适应本能。如果"警报系统（Alarm System）"过度频繁地报警，或是在明知已没有危害的情况下仍然发出警报，就是不正常的。这样来看，焦虑是一种自我保护机能。美国《精神疾病诊断与统计手册》（第5版）对于社交焦虑症的诊断标准认为，对暴露在陌生人面前或有可能被大家所注视的一种或多种社交/职业场合感到明显和持久的害怕，害怕会做出令人难堪或窘迫的行为。因为这种担心和害怕会引发巨大的心理痛苦。

早在1996年，Mark&Gelder在描述因持续关注外界而感到不安的状态时提出"社交焦虑"这一概念，且该概念在美国《精神疾病诊断与统计手册》（第 3 版）中第一次出现。社交焦虑在一定程度上会引发失眠与自杀等症状，会对生活质量造成很大的损害。另外，青春期初期是一个充满对人际关系状况的担心与恐惧的时期，对于处于此时期的大学生来说，社交焦虑是威胁心理健康最严重的问题之一。

早在 20 世纪 70 年代，英国对 223 名大学生进行的调查发现，10%的大学生在社交情境中有社交困难或者回避行为。同一时期美国对大学生的样本调查中发现，有 42% 的学生描述自己是害羞的。1989 年《欧洲儿童和青少年精神病学》杂志上称：儿童与青春期焦虑十分常见，青春期焦虑症的患病率达 5%~10%，其中害羞、自闭、回避行为等都属于社交焦虑的症候群。

国内现有大学生心理健康调查显示，大学生心理障碍比例为11.5%~25.9%，人际关系和焦虑问题是大学生群体中较为严重的问题。金华等人在 1986 那年的一项研究表明，18—29 岁这个年龄段的人际敏感度平均分最高，此年龄段的人际敏感度比其他因子分要高。社交焦虑障碍大多起病于青春期（13—19 岁），对青少年的社会、教育与职业的发展都有显著影响（金华，1986）。彭纯子等人在湖南高校的调查表明，约有 16.26% 的大学生存在比较严重的社交焦虑（彭纯子，2003）。樊富珉对中国大学生的调查结果显示，患有心理障碍的大学生约为 20%~30%，其中社交焦虑占比最高。[79] 李英等人的研究结果表明："有 27.2% 的大学生被试处于高交往焦虑，18.5% 的被试非常羞怯，14.1% 存在高度交流恐惧，最困扰大学生的主要是小组讨论、会议交流和二人交谈。"[80] 从这些研究中不难发现，社交焦虑对于大学生来说，是一个突出的问题，对他们的身心健康有很大的负面影响。

目前对于社交焦虑治疗的方式大多是药物治疗，但药物只能暂时缓解病情，而且大部分药物会对身体产生副作用，所以药物治疗并不值得推广。随着医学模式由生物模式转变为生物－心理－社会模式，除药物控制之外，心理咨询和相关治疗慢慢被大众所接受。以语言为媒介的传统心理治疗对矫正非理性认知和思维方式颇有成效，但在解决情绪障碍、创伤等方面却显得无能为力。大脑两半球机能分工研究成果为此提供了解释。美国著名神经生理学家 Sperry 的裂脑实验证实，左半球同抽象思维、象征性关系及对细节的逻辑分析有关，它具有语言（包括书写）的、理念的、分析的和计算的能力，在一般功能方面主要是执行、分析功能。右半球则与知觉和空间定位有关，它对事物进行单项处理，具有音乐的、绘画的和综合的集合－空间鉴别能力。也就是说，语言主要受左半球控制，而情绪主要受右半球控制，语言无法直接处理情绪体验问题。Langer 强调说：“有一个重要的事实，那就是有些地方靠语言的影响力是达不到的，那就是所谓的‘内在经验’的领域，即情感或情绪……艺术的基本功能是将情感客观化，以便思考和理解这些情感。”[81]

　　音乐治疗是一门综合音乐、心理学、医学等理论和方法的融合边缘学科。音乐治疗由于其安全性及良好的效果已被临床所接受，特别是对被情绪困扰的群体更为适用。目前国内对于团体音乐治疗的研究不多，尚未见到采用团体音乐治疗对大学生社交焦虑状况改善的实证性研究。将团体音乐治疗应用于我国大学生社交焦虑的干预研究，不仅能帮大学生改善社交焦虑状况，还能促进大学生的身心健康与人际关系和谐，在一定程度上也拓展了团体音乐治疗在我国心理学研究领域的应用范畴。

第一节　社交焦虑概述

一、社交焦虑的概念

社交焦虑（Social Anxiety）又称社交恐怖（Social Phobia），它的提出可以回溯至 1846 年 Casper 提出的"赤面恐怖案例"。此后 50 多年，法国精神病学家 Janet 将该案例归为神经衰弱一类，并用"社交恐怖"或"社会的恐怖症"进行描述。英国精神病学家 Mark&Gelder 最早提出了"社交焦虑"一词，根据发病年龄以及害怕对象的不同，从恐怖障碍中将社交焦虑分离出来，社交焦虑个体惧怕各类社交场合。例如，害怕在众人面前交谈、吃东西，容易脸红，回避各类聚会。1980 年，社交恐怖症在国际公认的诊断分类体系中确立了自己的位置，美国《精神障碍诊断与统计手册》（第三版）（DSM–Ⅲ）将社交恐怖障碍纳入诊断条目中，并明确了它的定义与诊断标准。1985 年，在 Leibowitz 提出社交焦虑障碍（Social Anxiety Disorder，SAD）的概念之后，心理学界逐渐用社交焦虑障碍替代社交恐怖障碍一词。

中国学者郭晓薇认为，社交焦虑是在一种或多种社交情境中出现恐惧、紧张、焦虑、害怕反应与回避行为。[82] 彭纯子认为社交焦虑是害怕被别人注视或者评价，他人能发现自己的不自然表情或窘态，且通常认为他人的评价为否定或者蔑视的，通常伴有回避他人的行为，从而经历了不同程度的焦虑情绪。[83] 李波等认为社交焦虑是指对人际处境的进展的焦虑与害怕。当社交焦虑的个体被暴露在陌生人面前，或者可能受到他人的仔细观察时，他们会表现出显著的对社交情境或活动的焦虑，并且担心自己的言行会使自己丢脸。[84] 李荣刚认为社交焦虑指个体在公开场合或社交情境中，担心自己被人关注或者评价，害怕出丑或举止窘迫，并且自我评估为负性，而体验到的紧张和不适，常有回避行为。[85]

国际上对精神障碍的诊断标准和分类中最具权威性的是《精神障碍诊断与统计手册》（DSM）与《国际疾病分类》（第 10 版）（ICD-10）。《精神障碍诊断与统计手册》（第四版）（DSM- Ⅳ）中这样定义社交焦虑障碍，即对一种或多种社交情境或表演情境的显著和持续的恐惧，在这些情境中，个体暴露在不熟悉的人面前或处于他人的审视之下，担心自己的行为方式会让自己出丑，因而表现出焦虑的症状。社交焦虑障碍患者的核心特征为"担心他人对自己的消极评价"，继而，主动回避社交情境，如果无法摆脱社交情境，个体自身会产生发抖、口吃、出汗、脸红、尿急等生理症状的反应，阻碍了个体正常的人际交往，影响了个体的正常生活。这一版的诊断标准还区分了社交焦虑障碍的不同类型：如果患者只对某一种特定的社交场合感到害怕和回避，称之为特定社交焦虑（Specific Social Anxiety，SSA）；如果患者害怕多种社交场合，则称之为广泛性社交焦虑（Generalized Social Anxiety，GSA）。美国《精神障碍诊断与统计手册》（第五版）（DSM- Ⅴ）中对社交焦虑的诊断标准与第四版相同。

二、社交焦虑的理论

（一）Beck 认知功能失调理论

美国临床心理学家 Beck 提出个体的情绪和行为受认知过程的影响，认知功能障碍将引发焦虑情绪。随后，Beck、Emery 与 Greenberg 根据此理论对社交焦虑的认知机制进行研究，提出由社交焦虑导致的个体的低自我评判，会使个体认定外部环境是危险的，从而引发心跳加快、脸红、流汗等生理唤醒，这种生理唤醒又强化了"环境对自身有威胁"的想法。社交焦虑个体的认知与生理唤醒相互作用，让个体更加专注于自身，忽略外在的社交情境。也就是说，社交焦虑个体并不是因为外部情境而导致焦虑，自身的认知功能失调是导致焦虑的根本原因。这就是 Beck 所提出的认知图式（Cognitive Schema），它不仅能加快社交焦虑个体对外部环境的认知加工速度，还能使个体有选择地注意某些特定的信息，忽视其他类型的信息。

（二）Clark & Wells 自我关注理论

1995 年，Clark 和 Wells 提出的社交焦虑的认知模型被广泛地接受，模型强调了认知加工过程在症状形成时的持久作用。他们认为社交焦虑个体会根据早期经历的负面信息形成消极的自我意象，例如，"他们觉得我很无聊""我不受欢迎"，这样的消极信念让社交焦虑个体在社交情境中感觉到危险，此时，个体开始了高度的自我关注（Self-focus Attention）。这种自我关注是社交焦虑产生的重要因素，患者将注意偏离社交情境，忽略外部社交信息，高度自我关注并敏锐地察觉内部信息，运用内部信息（如焦虑的直觉体验感、扭曲的自我意象等）作出自我表现不佳的判断，导致焦虑症状的产生和持续。换句话说，社交焦虑个体认为社会认知的对象是自己，并使用自身内部信息推断他人对自己的认知。例如，当社交焦虑个体体验到焦虑和消极的自我形象时，就会认为他人对自己的认知也是如此，进而确认社交情境是危险的，形成了自我关注与知觉社会情境的危险性之间的恶性循环。见图 5-1。

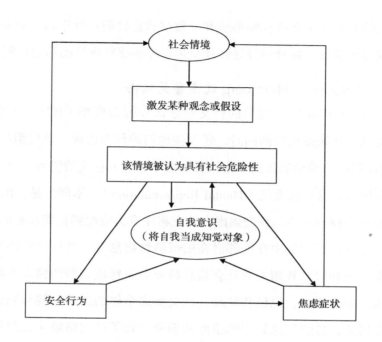

图 5-1　Clark & Wells 的社交焦虑的认知模型图

当社交焦虑个体认为外界的社交情境具有威胁性后，出于自我保护的目的，采取低头、回避目光等安全行为（Safety Behavior），避免自我的消极表现被他人察觉，从而获得焦虑情绪的短暂缓解。实际上，某些安全行为会证明社交焦虑个体的负性信念，并使其得以强化。例如，在社交情境中，社交焦虑个体以目光游离、漫不经心等行为来掩盖自己的焦虑情绪，结果却适得其反，引起对方不被尊重的误解，产生相应的不友好反应，进一步加深个体对外部信息的偏差判断，使得社交焦虑症状持续。

Clark 和 Wells 还认为在认知环节，社交焦虑个体在社交情境前后都运用存在偏差的认知加工方式，导致了歪曲认知的持续。社交焦虑障碍，个体的信息加工偏差在疾病形成和导致症状持续的过程中起了重要作用，认知偏差至少可以部分解释导致社交焦虑障碍症状维持的病理机制。

（三）Rapee & Heimberg 过度警觉理论

Rapee & Heimberg 提出的社交焦虑认知行为模型（图 5-2）在关注社交焦虑个体认知过程的同时，还关注他们的行为表现。该模型与 Clark & Wells 提出的模型都强调了当社交焦虑个体进入社交情境后，会以假想的观众视角获得自我表征（Mental Representation）；不同的是，Rapee & Heimberg 的模型认为，社交焦虑个体在将注意力分配到自我表征的同时，还将一部分注意力集中在外部潜在的威胁性信息上。对社会威胁性刺激的注意偏向和对自我相关的社会信息特异的解释或判断的偏向干扰了认知过程，如注意力、记忆和解释。社交焦虑个体的注意、解释和记忆处理存在扭曲，社交信息处理的扭曲和偏倚导致了社交情境焦虑的加重和症状的持续。如果这种信息加工偏倚在使社交焦虑障碍持续方面有影响，那么对信息加工偏倚的控制可被利用来调节焦虑反应，即注意偏向调节可以对社交焦虑障碍的治疗产生积极的影响。

正常情况下，个体通过镜子或照片了解自我形象，社交焦虑个体的自我认识源于过去失败的社交经历中所建立的核心信念和自我图式，以此为基础，个体形成了基本的自我意象，而这不仅对社交情境中内外部线索的关注有影响，也影响了当下的自我表征。Rapee & Heimberg 社交焦虑的认知模型显示，社交焦虑个体在进入社交情境时，就会马上感知到观众的存在，然后将注意力集中在内部线索（如内心观念和各种生理反应）和外部线索（外部环境和他人的反应等），对消极信息尤为警觉，以这些信息为基础，从观众视角形成自我表征；以观众期待的自我为标准进行比较，如果认为达不到观众的期待，个体就会产生消极负面的自我评价，继而体验到更强烈的焦虑情绪，表现出焦虑的行为、认知、生理症状。

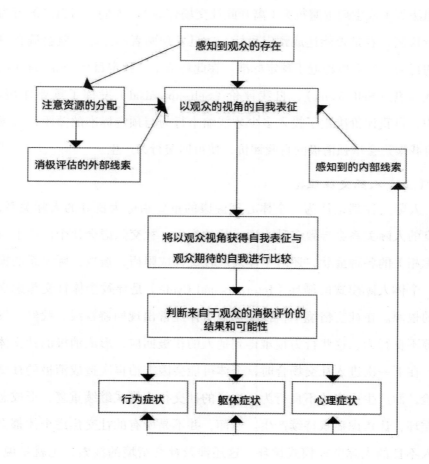

图 5-2　Rapee & Heimberg 社交焦虑的认知模型

（四）Carver & Scheier 自我调节理论

Carver & Scheier 在他们的自我调节模型（Self-regulation Model of Social Anxiety）中提出，个体是通过反馈机制调节行为的。如果个体认

131

为自己的能力达到了预期目标，就会加倍努力直至目标达成；如果个体认为自己达不到预期目标，就会产生心理逃避行为（如产生和任务无关的想法等）或生理逃避行为（离开此社交场合等）。人们会对自己的行为进行检测，看是否能达成预定目标，一旦发现两者的差距，就会调整自己的行为，让它更趋近于预定标准。在此环节中，预定目标（Standard）、自我聚焦（Self-focus）、自我评价（Self-appraisal）发挥了重要作用。其中，自我评价决定了投入多少才能缩小行为与预定标准的差距；持续的自我聚焦会增强消极的自我评价，使得回避行为产生。

（五）人际交往理论

人际交往理论认为，个体心理健康的重要指标为良好的人际关系，不良的人际关系会导致多种心理疾病的产生。社交焦虑会让个体产生与焦虑相关的各种症状，还对个体发展社交构成阻碍，造成人际关系的损伤。个体人际模式的循环（Interpersonal Cycle）是导致个体社交焦虑症状的根源。在社交情境中，社交焦虑个体经常出现回避视线、脸红、发抖等不良行为，这些行为很难得到他人的积极回应，形成消极的社交体验。在下一次进入社交场合时，个体可能会因害怕再次造成消极的社交体验，而产生更多的不良行为。这样的社交行为模式继续重复，形成恶性循环，让焦虑症状持续产生。然而，并不是所有的社交焦虑个体都会陷入不良的人际交往模式循环。这还涉及社交情境的线索，也就是说，当社交焦虑个体感知到威胁性信息时，便会产生不良的行为模式。

（六）进化理论

进化理论认为，社交焦虑是一种人类得以进化的适应性机制，能帮助人们提升对社会地位的认知，降低被群体排斥。人类从群体生活时期进化到现代社会，尽管不再需要群体生活也能生存，积极的社会关系仍然很重要。Gilbert 认为社会竞争是导致社交焦虑最主要的原因，社会等级较低的个体更容易产生此类焦虑。[86] 社交焦虑是一种降低被群体排斥的机制。个体在感知到来自外界的负面信息时，就会产生社交焦虑症状，就像一个"警报系统"，提示个体存在被群体排斥的可能性，刺激个体提升接纳度与适应性，降低负面影响。

1.精神分析理论

精神分析学派的创始人西格蒙德·弗洛伊德提出人格由本我、自我、超我组成。本我位于人格结构的最底层，是由先天的本能和欲望所组成的能量系统，遵循"快乐原则"；自我位于人格结构的中间层，主要调节本我与超我之间的矛盾，奉行现实原则；超我位于人格结构的最顶层，由个体在生活中接受社会文化道德规范的教养而逐渐形成，遵循道德原则。弗洛伊德早期提出"本我"是焦虑的根源，由于性能量没有及时被宣泄而转化为焦虑，即焦虑由被压抑的"力比多"所转化而来。后来，弗洛伊德认为"自我"也是产生焦虑的根源，他指出焦虑是自我才能产生并感受的，焦虑是自我为影响快乐—痛苦机制而发出的一种信号。个体在压抑了潜意识的本能欲望、情绪情感、意念、创伤等时，就会导致焦虑的产生。

2.焦虑理论

Lazarus & Smith 提出对于日常生活中发生的事件，个体的解释可能是正向积极的，也有可能是负向消极的，个体进而对自身的应对能力进行评估，此过程被称为"认知评价（Cognitive Appraisal）"。认知评价的第一步为初次评价（Primary Appraisal），个体用积极的、消极的或富有挑战性的等词语评价已经发生的事件，如果将事件评价为积极的，则该事件是减小压力和焦虑的较好策略；第二步为二次评价（Secondary

Appraisal），个体对自己应对外在刺激的资源进行有效测评，如果初次评价为富有挑战性的，就为二次评价中寻求解决策略提供了基础；第三步为再评价（Reappraisal），个体在必要的情况下对之前的两次评价进行调整。

三、社交焦虑的成因

（一）生物学因素

人类的焦虑症源自遗传的脆弱性和创伤经验的结合。进化、遗传、大脑活动等生物学因素是引发个体社交焦虑的原因之一。Kendler 对美国弗吉尼亚州两千多位双胞胎的多重恐惧症进行研究，结果显示 SAD 的遗传率高达 51%。谱系研究得出，广泛性社交焦虑障碍患者一级亲属的患病危险性是正常对照组的 10 倍，有家族遗传史的个体患者焦虑障碍的概率是没有家族遗传史个体的 3 倍。

Melke 等对 251 名国籍和年龄相同的女性进行人格测量和基因检测，发现 5- 羟色胺转运体启动子区的基因多态性与五种焦虑维度（躯体焦虑、心理焦虑、肌肉焦虑、肌肉紧张、精神衰弱、执行缺乏）都显著相关。[87] Samochowiec 等的研究还发现，MAO-A 基因启动子区的串联重复序列多态性与社交焦虑有关，社交焦虑者含有 3 个以上的串联重复序列基因的比率显著高于非社交焦虑者。[88] 可见社交焦虑的产生的确具有生物学基础。

（二）环境因素

家庭和社会环境的影响，也是导致社交焦虑的重要因素。个体最早习得的社会关系就是母婴依恋关系。20 世纪 60 年代，英国精神病学家 John Bowlby 就婴儿与照顾者之间的联系进行阐述，即当婴儿遇到外界的威胁或压力时，会最大化求助于依恋对象，从而确保自己变得更强大并获得生存的机会。[89]Ainsworth 等人用"陌生情境法（Strange Situation）"考察婴儿对母亲的依恋行为，将母婴依恋划分成四种类型，即安全型（Secure），焦虑－矛盾型（Anxious–ambivalent），焦虑－回避型（Anxious–avoidant）和混乱型（Disorganized）（Ainsworth & Bell，1970）。Liebowitz 等人经实验得出，非安全型依恋具有更严重的社交焦虑，在管理自我情绪方面效率更低。[90] 由此可知，人际交往受早期成长中安全稳定的依恋关系的影响，如果个体在婴幼儿时期未与父母建立安全型依恋关系，那么他在之后的成长过程中人际交往的安全感会大幅度降低。

此外，父母教养方式、父母社交方式、童年创伤经历等也是导致个体社交焦虑的重要因素。李荫华等研究发现家庭缺乏温暖和情感交流，与青少年心理障碍的发生密切相关。[91]朱孔香等对家庭环境因素对大学生社交焦虑情况的影响进行分析，提出家庭亲密度、独立性、组织性、成功性、情感表达与社交和焦虑状态的量表分数呈显著负相关，而与矛盾性和控制性呈显著正相关，说明家庭成员之间的相互关心、支持、理解和帮助对个体的心理健康十分重要。[92]

（三）认知心理因素

社交焦虑个体的认知行为模式有一定的独特性，例如，对自己的社会表现形成的负面评价、在社交情境前后的否定性自我声明、对社交场景中威胁性线索的选择性注意等导致了社交焦虑症状的产生，并产生社交回避行为。社交焦虑个体也具有一定的人格基础，有研究发现，88%的社交焦虑个体有人格缺陷，表现为内向、害羞、胆怯、压抑、自我否定、敏感多疑、易紧张、被动退缩等。蔡华俭对社交焦虑的内隐自尊和外显自尊之间的关系进行了研究，认为社交焦虑个体的内隐自尊水平与正常个体无显著差异；但对于焦虑个体来说，内隐自尊显著高于外显自尊水平，而正常个体的外显自尊水平高于内隐自尊水平。[93]苏建宁等运用明尼苏达多项人格问卷对社交焦虑者进行调查，结果显示男性患者具有更明显的内向型性格，常自我否定；而女性则表现出强迫性的防卫，表现为社交独孤和害怕社交。[94]吴薇莉运用中国人人格量表对社交焦虑者进行调查发现，社交焦虑个体在外向型（活跃、乐观、合群）、才干（决断、坚忍、机敏）、人际和谐（宽容、热情）、善良（关心、顾及他人、友好）和自信方面的得分都显著低于正常人群。[95]也就是说，社交焦虑与大学生的自尊、自我接纳显著相关，如果个体极度自卑、缺乏自信，就会造成否定的自我评价，从而产生社交焦虑症状。

（四）社交焦虑的负性影响

社交焦虑大多起源于青少年时期（13—19岁），因为害怕或者逃避社交，他们缺乏学习机会与社会技能锻炼的机会，导致学习、工作与社交能力下降。一般来说，社交焦虑个体通常伴有或轻或重的典型的自主神经功能障碍的表现，例如，脸红、心跳加快、心慌心悸、发抖、出汗、呼吸困难，这些症状长期存在使个体感受到较强的主观躯体不适。有研究者采用社会功能问卷调查社交焦虑个体的生活质量状况，结果显示，社交焦虑个体在情绪表达、社会功能与生命活力三方面的功能明显受到局限，因此导致家庭关系、受教育机会、社会工作能力受损严重，与对照组比较，社会焦虑个体有较高的未婚率、离婚率及失业率，而中度的社交焦虑个体对其自身的健康评价水平远远低于对照组。[96]

刘兴华等人经研究得出，约70%~80%的社交焦虑个体共患一种或几种心理疾病，物质滥用、进食障碍、广场恐怖症等。[97]特别是社交焦虑和抑郁之间的关系，有学者认为应激之处表现为焦虑，焦虑之后伴随抑郁，也有学者认为焦虑症和抑郁症皆有否定性易感成分，有时很难对两者进行区分。如果社交焦虑个体共患抑郁，那么自杀的意念会明显增高。[96]在对青少年的研究中发现，社交焦虑与羞怯、青春期孤独、自我评价低及回避型人格等有共生或相伴的关系。

由此可见，社交焦虑所导致的负性影响同时冲击个体的生理和心理的各个层面，阻碍了个体正常的心理与社会功能的发展。

（五）社交焦虑的干预研究

1. 药物治疗

药物治疗能快速缓解患者的焦虑情绪，是治疗社交焦虑障碍的一种辅助疗法。目前，临床常采用的药物有以下四类。

（1）苯二氮䓬类和其他抗抑郁药，如氯硝西泮（Clonazepam）、阿普唑仑（Alprazolam）等，主要作用于边缘系统的海马体、杏仁核，刺激中枢抑制性递质的活性，从而达到镇静和抗焦虑的效果。

（2）单胺氧化酶抑制剂，如苯乙肼（Phenelzine）、吗氯贝胺（Moclobemide），此类药物抑制降解去甲肾上腺素、5-羟色胺和多巴胺的酶，治疗患者的人际高度敏感和并发的非典型性抑郁症状。

（3）5-羟色胺再摄取抑制剂，帕罗西汀（Paroxetine）、氟西汀（Fluoxetine），服用后可使突触间隙中5-羟色胺的浓度增高，发挥抗抑郁和抗焦虑的作用。

（4）β受体阻断剂，如普奈诺尔（Propranolol），其药物机理主要是通过血脑屏障阻断肾上腺素等儿茶酚胺类对情绪活动边缘系统及网状结构的兴奋性的支配，从而产生中枢性抑制效应。[98]

药物治疗存在一定的副反应和时效性，停药后有出现复发和副作用的情况。Stein 经实验发现，帕罗西汀有效者在 3 个月的维持治疗中，复发率为 12%，且药物的副作用和较高的花费使得某些群体难以承受。[99]

2.心理治疗

（1）行为疗法。1976 年，Marzillier 等人将社交技能训练与系统脱敏疗法进行比较，结果显示社交技能干预效果持久，但总的干预效果并不明显好于系统脱敏疗法。1978 年，Trower 将这两种行为疗法用于治疗社交恐惧和社交无能，结果显示前者的干预效果明显优于后者。

1985 年，Butler 通过运用暴露疗法对社交焦虑患者进行干预，研究认为明确界定的、逐级划分的、能够重复、能延长、能经得起患者焦虑的情境可以使患者受益。但，现实中很难将此类情境用于治疗。同年，Heimberg 等人用想象的和实际的接触焦虑情境治疗 7 位社交焦虑患者，研究结果认为，不论是在自评情绪、生理的激动状态，还是在行为上表现的焦虑程度，由轻到重缓慢地暴露导致焦虑的情境，比领悟性疗法效果更好。

有研究者将系统脱敏疗法与社交技能训练的干预效果进行比较，社交技能训练更重视角色扮演与及时反馈，观看并讨论社交活动的影片中出现的社交技能。结果表明，两组的自评焦虑程度显著降低。实验中发现，社交技能训练在减少社交行为障碍上效果更显著，而系统脱敏在增加社交活动上有显著效果。

（2）认知行为疗法。个体行为的改变是由内部言语、认知结构和行为相互作用的结果。认知行为疗法通过改变认知结构减少社交焦虑个体的负面情绪，主要以 Beck、Ellis 和 Meichenbaum 等学者的观点为基础，发展各类不同的治疗方案，例如，合理情绪疗法、自我知道训练、焦虑管理训练、认知行为疗法等多重组合。

Meichenbaum，Gilmore&Fedoravicious 等学者于 1971 年运用"自我

指导训练"对社交焦虑患者进行干预，Hayes 等人复制了此技术对认知结构进行改变训练。同年，Suin&Richardson 将"焦虑管理训练"用于对弥散性或一般性焦虑的干预治疗，后用于对社交焦虑的治疗。

1985 年，Heimberget 运用认知行为疗法对 7 位社交焦虑患者进行干预，患者的行为、心理测量和自我测评中显示焦虑程度降低。6 个月后的追踪调查中，有 6 位仍保持治疗后的效果。1993 年，Heimberget 对接受认知行为疗法和"教育支持团体治疗"的 49 位社交焦虑患者进行 5 年的追踪调查，结果表明，前种疗法比后种疗法的效果更好。

（3）团体心理辅导是在团体情境下提供心理帮助与指导的心理咨询形式，由 1~2 名心理咨询师主持，根据来访者问题的相似性或自发组成咨询小组，以团体成员间良性的人际互动，达到促进自我成长、疏解心理困扰、发展良好的适应的助人目标。团体心理辅导不仅是一种有效的心理治疗，也是一种有效的教育活动，既可以治疗各种心理疾病，也可以解决正常人的心理适应问题。

1985 年，Christoff 等学者用团体心理辅导对 6 名有人际问题、羞怯的高中生进行为期 8 周的干预，前半部分聚焦解决人际交往问题，后半部分聚焦交谈技术的训练，干预结束后，全部成员都有了更为积极的自我评价。[100]

1993 年，Scholing&Emmelkamp 让 73 名社交焦虑患者自行选择团体或个体心理辅导，结果显示，从整体而言，团体心理辅导的干预效果最好，先进行认知干预，后进行焦虑情境的暴露训练；以团体治疗的方式进行两个疗程的面对面接触疗效次之；团体心理辅导中效果最低的是整合性的治疗。可能是因为整合性干预方式的目标通常指向问题的多个方面和多个层次，比较复杂，不是短时间内可以完全掌握的，而且这种方法缺乏鲜明的取向和理念。[101]

已有的研究结果显示，团体心理辅导对社交焦虑的干预效果很好。有学者提出"团体干预特别适合人际问题"是团体心理辅导的四大特点之一。不过，也有学者认为，团体心理辅导较难深入处理每一个体的问题，所需时间比个别干预要多，容易出现成员中途退出的情况。

（4）艺术疗法。近年来，艺术疗法越来越受临床心理学者的欢迎。艺术疗法以绘画、音乐、舞蹈、雕塑、戏剧等艺术形式为媒介进行的心理辅导。杨莎用音乐治疗对 30 名存在轻微社交焦虑、人际适应能力差的初入职场的应届毕业生进行干预，发现音乐治疗不仅能有效降低他们的社交焦虑水平，同时能提升他们的理解能力与团体协作意识。[102] 万瑛采用奥尔夫团体音乐治疗对存在不同程度社交焦虑的大学生进行团体辅导，制定切实可行的奥尔夫团体音乐治疗方案并验证其成效（万瑛，2013）。李珊珊采用书写表达对社交焦虑大学生进行干预治疗，发现积极主题的书写能有效降低大学生的社交焦虑水平。[103] 毕玉芳从不同角度系统探测了曼陀罗绘画治疗对大学生社交焦虑的积极影响，提出曼陀罗绘画治疗能激发潜意识的创造性，提升大学生社会焦虑患者的自尊和自我接纳水平。[104]

（5）综合疗法强调心理辅导与药物治疗相结合。适当的药物能迅速缓解社交焦虑的症状，强化心理治疗的效果；心理治疗的效果好，但所需时间较长，患者可以通过心理治疗学习掌握新的人际交往技能，提高社会适应能力，还能有效预防疾病复发。姜雪芹选择 52 名青少年社交焦虑患者，随机将他们分为"团体心理辅导＋药物治疗组"和"单纯药物治疗组"，两组成员的年龄、性别、学历、病史及诊断等方面没有统计学上的差异。结果显示，"团体心理辅导＋药物治疗组"的综合治疗效果显著高于"单纯药物治疗组"[105]。在缓解社交焦虑症状方面，药物治疗与心理治疗相结合的综合治疗是兼顾时间和持续性的有效疗法。

第二节 大学生社交焦虑的现状调查

在社会交往方面受挫，将会成为个体重要的心理压力来源之一，影响个体心理的健康发展。一般而言，大部分人在人际交往场合或表演性场合中，或多或少会体验到一定的焦虑感，例如，即将参加面试、在公开场合进行表演。适度的焦虑水平对提高个体的表现具有一定的促进作用；但是过度的焦虑会妨碍个体的正常生活、工作及社会功能。临床诊断将这种在社交场合中表现出的过度焦虑称为"社交焦虑症"，具体表现为对某一种或多种社交情境、表演情境有着显著和持续的恐惧。个体暴露在不熟悉的人的审视之下时，担心自己的行为方式会让自己出丑，因而产生焦虑症状。

大学阶段的社交焦虑问题一直是高校心理咨询的主要内容之一，人际关系的困扰是众多咨询案例中占比最大的问题。在中国，高中阶段主要是应对来自高考的压力。进入大学后，脱离了课业压力，人际关系的压力马上就会凸显出来。大学阶段，很多同学没有住过集体宿舍的经验，也不知如何与不同生活习惯的人交往，从而带来巨大的人际交往压力。人际交往压力是大学生心理挫折感产生的主要来源之一。近年来，科技高度发展，大学生使用网络在"虚拟现实"中进行社交，减少了现实情境中的人际交往。这让本身就对现实社交情境怀有焦虑情绪的大学生更加回避现实中与他人的交往，使他们在现实情境中参与人际交往的机会更少，也会造成"社交难度极大"的错误认知，加重对社交持有的焦虑情绪，在行为上的逃避更明显。

综上所述，对目前大学生的社交焦虑现状进行调查，了解大学生社交焦虑的具体情况以及影响因子，能够为团体音乐治疗方案的制定奠定基础，也能够为高校的心理健康教育提供参考。

一、研究目的

探索我国大学生社交焦虑的特点，从性别、年级、家庭状况、是否是独生子女等多方面对大学生社交焦虑的成因进行研究，能够为团体音乐治疗方案的制定与开展大学生心理健康教育提供理论依据。

二、研究对象

本研究采取随机抽样的方式，在湖南省某大学进行抽样实验。发了200份问卷，收回其中188份。排除无效的问卷，以有效的175份问卷为基础进行分析。其中男性95份、女性80份、回收率为94.0%，有效回收率达到87.5%。

三、研究工具

交往焦虑量表（IAS）是 Leary 于 1983 年所编制，主要用于评定独立于行为之外的主观社交焦虑体验的倾向（附录六）。该量表包括 15 个条目，分为 4 级进行评分。分数从 15 分（社会焦虑最低程度）到 75 分（社会焦虑最高程度）。在 20 世纪 80 年代，研究者以该量表为工具对美国三所不同地区 1140 名大学生进行评估，评估结果中均值及标准差相对稳定，均值为 38.9，标准差为 9.7。

四、研究程序与结果

委托湖南某大学大学生心理健康咨询中心的老师介绍测试的目的、方法及注意事项，并利用课间休息或上课时间进行集体评估，同时进行现场指导。回收的数据采用 SPSS 25.0 统计工具处理。

（一）大学生社交焦虑的总体情况

对大学生社交焦虑现状进行描述性统计分析，具体见表 5-1。

表 5-1　大学生社交焦虑现状描述性统计分析

内容		人数	百分比（%）
年级	大一	34	19.4
	大二	56	32.0
	大三	53	30.3
	大四	32	18.3
家庭状况	农村	79	45.1
	城市	96	54.9
独生非独生	独生	91	52.0
	非独生	84	48.0
性别	女	94	53.7
	男	81	46.3
IAS 总分	15—30 分（含 15）	17	9.7
	30—45（含 30）	89	50.9
	45—60 分（含 45）	66	37.7
	60 分以上（含 60）	2	1.1

从以上数据描述性统计结果可知，所调查的大学生中，年级普遍集中在大二和大三，分别为 56 人和 53 人，分别占到总人数的 32.0% 和 30.3%，其次为大一和大四学生，分别占到总人数的 19.4% 和 18.3%；家庭状况方面，城市学生略多于农村学生 9.8 个百分点；家庭成员结构来看，独生子女略多于非独生子女，分别占到总人数的 52.0% 和 48.0%；性别方面，女生略高于男生 7.4 个百分点。

同时，研究结果显示：大学生社交焦虑均分为 38.35 分。15—30（含 15）分者 17 人，占总人数的 9.7%；30—45 分（含 30）者 89 人，占到 50.9%；45—60（含 45）分者 66 人，占总人数的 37.7%，其中男 32 人，女 34 人；60 分以上者 2 人，占总人数的 1.1%，均为女生。45 分（含）以上得分者共 68 人，占总人数的 38.8%，说明中国大学生的社交焦虑现象较普遍。

注：15—30 分：在社交中态度行为自然，并且充满自信心，是一个成功的交往者。30—45 分：在社交中表现一般，无特定的紧张和焦虑。45—60 分：在人际交往中会略显得紧张及缺乏信心。60—75 分：在人际交往之前、之中都很焦虑及缺乏信心，并关注在交往中别人怎样看待自己，还担心别人如何评价自己的外表。

以上是 68 名社交焦虑症状比较明显的大学生的人口变量的分析结果。

（二）不同性别大学生社交焦虑状况比较

因为性别分为两类，所以研究性别在社交焦虑状况上的差异性分析采用独立样本 T 检验，具体结果见表 5-2。

表 5-2 性别在社交焦虑状况上的差异性分析

性别	例数	均值	标准差	T	P
女	94	37.04	8.953	1.990	0.048
男	81	39.88	9.884		

从以上性别在社交焦虑状况上的差异分析来看，女生和男生在社交焦虑状况上存在显著性差异，且男生的焦虑状况要明显高于女生焦虑状况 2.84 分，说明男生较女生的焦虑感更高。

（三）不同年级大学生社交焦虑状况比较

因为年级分为四类，所以研究年级在社交焦虑状况上的差异性分析采用单因素方差分析，具体结果见表 5-3。

表 5-3 年级在社交焦虑状况上的差异性分析

年级	例数	均值	标准差	F	P
大一	34	39.15	8.217	34.408	0.000
大二	56	31.50	6.287		
大三	53	46.06	8.268		
大四	32	36.75	7.582		

从以上年级在社交焦虑状况上的差异分析来看，女生和男生在社交焦虑状况上存在显著性差异，焦虑状况依次排名为大三＞大一＞大四＞大二，说明大三学生焦虑感最高，而大二学生焦虑感最低。

（四）不同家庭状况的大学生社交焦虑状况比较

因为家庭状况分为两类，所以研究家庭状况在社交焦虑状况上的差异性分析采用独立样本 T 检验，具体结果如下见表 5-4。

表 5-4　家庭状况在大学生社交焦虑状况上的差异性分析

家庭状况	例数	均值	标准差	T	P
农村	79	37.68	9.104	0.849	0.397
城市	96	38.91	9.781		

从以上家庭状况在社交焦虑状况上的差异分析来看，家庭为农村和城市的学生在社交焦虑状况上不存在显著性差异。

（五）是否独生家庭情况的大学生社交焦虑状况比较

因为独生状况分为两类，所以研究是否独生状况在社交焦虑状况上的差异性分析采用独立样本 T 检验，具体结果如下见表 5-5。

表 5-5　家庭是否独生情况在大学生社交焦虑状况上的差异性分析

家庭状况	例数	均值	标准差	T	P
独生	91	40.71	10.354	3.583	0.000
非独生	84	35.80	7.694		

从以上是否独生家庭情况的大学生在社交焦虑状况上的差异分析来看，是否来自独生家庭的大学生在社交焦虑状况上存在显著性差异，且

在均值方面，独生家庭的学生的焦虑状况要高于非独生家庭学生的焦虑状况4.91分，说明独生家庭的学生焦虑感更高。

（六）IAS量表的信效度

1.信度

（1）项目的统计学特征以及项目与量表的相关性。见表5-6。

表5-6　IAS量表各项目的项目分析

项目	均值	标准差	与总分的相关系数
1	1.90	0.989	0.534**
2	2.58	0.967	0.580**
3	2.62	0.938	0.487**
4	2.69	1.022	0.563**
5	1.91	0.942	0.481**
6	2.44	1.039	0.553**
7	1.98	0.973	0.535**
8	3.17	0.988	0.516**
9	3.26	1.244	0.523**
10	2.39	1.010	0.410**
11	2.52	1.039	0.552**
12	2.85	1.096	0.602**
13	2.37	1.121	0.622**

续 表

项目	均值	标准差	与总分的相关系数
14	2.98	1.037	0.607**
15	2.86	1.097	0.346**

注：**. 在 0.01 水平（双侧）上显著相关。

从以上结果可知，所有题项与总分具有显著性相关性，说明以上题项所对应内容与总分的影响关系较为紧密。

（2）量表的信度系数。见表 5-7。

表 5-7　量表的信度系数

可靠性统计量	
Cronbach's Alpha	项数
0.866	15

以上信度分析的结果显示，本量表的信度在 0.8 以上，说明量表的信度较好。然而，具备信度却不一定具备效度，因此做完信度分析，还需要继续考查问卷的效度。

2. 效度

表 5-8　量表的效度系数

KMO 和 Bartlett 的检验	
取样足够度的 Kaiser-Meyer-Olkin 度量	0.874

KMO 和 Bartlett 的检验		
Bartlett 的球形度检验	近似卡方	858.025
	df	105
	Sig.	0.000

表 5-8 的数据显示，该量表的 KMO 值在 0.6 以上，并且全部通过了显著性水平为 0.05 的 Bartlett 球形检验，说明该量表适合做因子分析。

五、讨论

从现状调查结果可知，大学生社交焦虑均分为 38.35 分，45 分（含）以上得分者共 68 人，占总人数的 38.8%，说明中国大学生的社交焦虑现象较普遍。这进一步说明对大学生社交焦虑进行干预的必要性，下面是针对社交焦虑的大学生人口变量的分析和讨论。

（一）大学生社交焦虑的性别差异

在对社交焦虑的大学生进行人口变量的分析中发现：女生和男生在社交焦虑状况上存在显著性差异（$P<0.05$），男生的焦虑状况要高于女生焦虑状况，说明男生较女生的焦虑感更高，与李荣刚等的研究结果相一致。这可能是由于现代社会中男性需要承担的社会责任比较大，来源于社会、家庭的压力较重。大学阶段即将面临从学校到社会的转变期，在对自己将来社会角色的预知过程中，男性大学生提前感受到了来自社会的巨大压力。从社会角色来看，中国传统社会素有"男主外、女主内"的说法，可见男性更多地被赋予善于交际的社会期待，所以很多男性大学生用逃避社交的方式逃避此类压力，这种伪安全行为进一步强化了他

们的社交焦虑,这很有可能是导致男大学生的社交焦虑程度高于女大学生的原因。

(二)大学生社交焦虑的年级差异

在 IAS 量表上,不同年级的大学生社交焦虑水平存在显著差异,且大三学生的社交焦虑水平最高,大二学生的社交焦虑水平最低。大一新生由于刚入校,新的环境对他们生活中的各个方面都会产生很大的影响,适应新环境是对他们的最大挑战。特别是,新生要拓宽自己的交际面,但短时间内,他们没办法实现这种角色的转变,所以,在社交方面有一定的焦虑是很正常的。大二的学生既没有适应新环境的压力,也没有升学和就业的压力,所以他们有更多参加社交活动的时间和精力,所以,大二学生社交焦虑水平最低。大三学生则更多的是在关注升学或准备实习就业的问题,他们要么选择考研,要么选择找工作。选择考研的群体,他们需要全身心地投入备考中,没有多余的时间参加社交活动。而选择实习的大学生,他们更多地感受到学校和社会的巨大差异。特别是在差异性面前,大多数大学生会感觉交际能力比较薄弱。再加上多次碰壁后,很多大学生感到很自卑,害怕面对社交的场合,这种畏惧会强化他们的社交焦虑。所以,大三学生的社交焦虑水平最高是可以解释的。

(三)大学生社交焦虑的城乡差异

调查结果表明,家庭为农村和城市的大学生在社交焦虑状况上不存在显著性差异,城市出生的大学生焦虑程度略高于农村出生的大学生。随着我国脱贫攻坚战取得全面胜利,农村与城市在各方面的差距越来越小。农村脱离了落后的经济环境与信息发展迟滞的时代。来自农村的大学生在成长过程中也常有自我探索和自我表达的机会。在经济文化发达的城市生活节奏较快,各种信息纷繁复杂,很容易让人焦虑。来自城市的学生从小面临各种激烈竞争和生存压力，更容易导致社交焦虑的产生。

（四）大学生社交焦虑与是否独生的差异

从数据分析表明，是否为独生家庭的学生在社交焦虑状况上存在显著性差异，且独生家庭的学生的焦虑状况要高于非独生家庭学生的焦虑状况，说明独生家庭的学生焦虑感更高。在现代社会中，独生子女越来越多，独生子女从小缺少伙伴，而且还经常一个人待在家中，缺少与同龄人的交流和沟通，这就导致很多独生子女性格内向、孤僻，不善与人交往。所以，独生子女的情况决定了他们更易产生社交焦虑问题。[106]

第三节 团体音乐治疗方案的构建

一、研究目的与研究对象

针对大学生社交焦虑现状，构建切实可行的团体音乐治疗方案，帮助高社交焦虑症状的大学生降低社交焦虑水平。

对湖南某大学自愿报名的 200 名大学生进行了调查，并进行了交往焦虑量表（IAS）测量。针对总得分 45 分以上，人际关系存在困难，并表现出强烈的改变意志的大学生设计团体音乐治疗方案。

二、团体音乐治疗方案构建的基础

（一）支持、共情（Empathy），建立信任关系

在进行心理治疗的过程中，治疗师经常会遇到一个急迫的问题，即如何瓦解求助者自身的心理防御机制。心理防御机制是人的自我保护本能的一部分，最早由西格蒙德·弗洛伊德提出，之后由安娜·弗洛伊德

（Ann Freud）开始系统研究，经多位心理学家的不断修正后更加完善。心理防御指从意识层面上消除不愉快的情感成分的一种心理操作。在西格蒙德·弗洛伊德提出这一概念时，它的使用被认为是无意识的，但实际上，防御机制的运作方式可以是无意识的，也可以是有意识的，个体可以有目的地运用一些防御机制调节不愉快的情绪。有些防御机制是不适应的，这样的防御机制将造成强迫性思维、神经性的症状，不利于正确处理客观现实。个体通常在紧急情况下会启用防御机制，也有可能慢性持续地使用防御机制。

但在心理治疗过程中，求助者的心理防御机制常常是妨碍治疗活动顺利开展和进行的一大障碍。如果求助者不打开自我保护的心理防御大门，治疗师就很难找出问题的核心症状。这样，就让帮助小组成员分析问题、解决问题、恢复健康状态变得更加困难。由于很多大学生年纪小，所以在遇到心理问题时，不愿意主动寻求帮助，自己解决问题的能力也不强，心理上有着严重的痛苦，而且时间拖得越长，越影响正常的学习、生活。

团体支持及共情，是团体音乐治疗能够有效展开的重要基础。创造出好的团体认同，首先要从治疗师和团体成员及各成员之间的良好感情和人际关系着手，建立良好的信赖关系。共情也称移情、同理心、同感等，是指理解和分享他人情感并对他人的处境、经历做出适当反应的能力 [107]。共情可以定义为，注意到他人处于痛苦之中，分享他人情绪状态的情形。美国心理学家马丁·霍夫曼（Martin Hoffman）认为共情是一种感觉，这种感觉更适合别人的情况，而不是自己的情况，但这种感觉并不一定与另一个人的情况完全匹配。例如，有共情的人可能会观察到一位朋友的愤怒，并感到自己的愤怒、悲伤或同情，这取决于情境和导致朋友愤怒的原因。当个体拥有理解他人情境和分享他人情绪状态的能力时，就可以说该个体可以共情。共情可以分为认知共情和情感共情，这是一个多维度的结构。认知共情涉及处理信息和做出关键决策的能力，情感共情是指体验性同理心，也就是观察者产生的与患者类似的情感的替代性。它包括：感知和辨别，换句话说，使用相关信息识别和标注情感的能力；情感换位思考，也就是从他人的角度或角色出发的能力；情感反应，也就是分享他人感受或情感状态的能力，是个体做出积极社会行为的关键因素。

共情是人类成为社会存在的必要条件，意味着自身和他人不可避免的相互依赖性。对人类来说，社会关系非常重要，因此缺乏社会关系可能会成为危害健康的重要因素。社会关系是人类经验的基本属性，因此如果社会关系被剥夺，人类就会感到非常的痛苦。共情的问题一直被认为是有效治疗的必要条件，在团体音乐治疗中也作为非常重要的概念存在。

（二）投射性认同（Projective Identification）

投射性认同一词是精神分析的重要概念之一，是梅兰妮·克莱因从弗洛伊德"投射"（Projection）与"认同"（Identification）两个概念发展而来的，它是指"将自我和内部客体的分裂部分投射给外部客体，并在潜意识幻想中把外部客体认同为这些投射的部分，从而达到控制客体的目的"[108]。1946年，克莱因在题为《某些分裂机制的注解》的文章中首次正式提出并系统阐述了投射性认同概念，书中提到"很多针对自体的成分的仇恨现在指向了母亲。这导致了一种特殊的认同形式，它建立起了一种攻击性客体关系的原型。我建议对这些过程使用术语'投射性认同'[109]"。她指出，处于心理发育的偏执－妄想期（Paranoid–schizoid Phase）的婴儿对母亲乳房的口欲－施虐冲动会逐渐扩展到母亲的身体，口欲－施虐冲动幻想的一个主题就是把母亲体内所有自己想要的、好的东西都掏空，婴儿会想要吮吸、掏挖，且夺走母亲身上好的部分。这时候的内投形式与口欲期合并的幻想有关。除此之外，来自肛门和尿道的冲动也起到了一定影响，就是把有毒的、有危害的物质从自体中排出，并让它们进入母亲。随着排除有毒的物质，婴儿会把自体的坏的部分分离开，投射到另外一个人身上，从而把自体中坏客体消除，因为这个坏客体有毁灭自身的危险。这些坏客体是本能的心理表象，它们之所以要被投射，是因为婴儿要控制和占有这些客体 [110]。母亲这时候容纳了这些投射出的部分。如果后来这些东西又被内射进去，那么这个婴儿内在就有了一个"坏的"客体，这样的认同导致低自尊或自我憎恨。相反，克莱因也注意到了好的冲动也可以投射到客体。这些好的感觉投射可以让婴儿与好客体建立关系，客体对好的感觉再次投射促进了他们一个好的自体的建立，而且能够帮助婴儿减轻迫害性焦虑，随后自体好的感觉投射刺激了他们再次把好的和爱的感觉投射出去，进而促进了与真实客体的关系，促进了自我更健康、更整合的发展。克莱因指出，"把好的感觉和自身（Self）好的部分投射给母亲，对于婴儿发展好的对象关系和整合自我（Ego）的能力来说是至关重要的。然后，如果这个过程被过度实现，人格中好的部分就被体验为丧失掉了 [111]"。这里需要注意的是，投射是一种"（Project）into，（投射）进入"，而不是"（Project）onto，（投射）附上"，这就意味着投射过程是通过自体的成分有力地进入客体，并且控制住客体的过程。被投射的通常不是情感和态度，而是自体，或是部分的自体。通过投射性认同将自我（他人分化领域的自我警戒）削弱。投射性认同时刻运用在日常人际的相互作用上。很多学者将此定义为原始病态防御机制。

托马斯·奥格登在讨论投射性认同的概念时，首先确定投射性认同涉及两个人，一个是投射者（Projector），一个是接受者（Recipient），并将其定义为人际互动的。投射是指人们把自体形象中的某一方面单纯地投射在一个客体画像上。有的人不能容忍自体的某些方面，就把它们投射至他人身上。认同是指一种现象中的特殊部分。接受者认同被诱导的投射，体验到自己有一部分变得像投射者的投射性幻想，但是接受者同时以一个和投射者不同的人的身份，体验、修正这些投射过来的情感和观点。[106]

三、团体音乐治疗方案

团体音乐治疗活动，总14回次，由初始阶段（第1—4次）、自我探索阶段（第5—8次）、自我发展阶段（第9—12次）、结束阶段（第13—14次）四个阶段组成。初始阶段（第1—4次）为团体形成阶段，团体成员放松身心、建立相互信任关系。自我探索阶段（第5—8次）为团体发展阶段，目标在于促进团体成员探索自我，引导成员觉察自己在社交中的焦虑情绪。自我发展阶段（第9—12次）为自我发展，探讨产生社交焦虑的内在因素，促进成员间的交流，建立交往信心。结束阶段（第13—14次），引导成员回顾焦虑时的情绪变化，要求成员分享各自参加治疗活动后的经验心得，处理分离，鼓励成员将治疗活动中充分表达自我感受的行为泛化至日常生活之中。

第一个阶段主要是建立团体关系，所设置的多是欢快的团体音乐活动，例如，音乐律动、歌唱，目的是让小组成员逐渐脱掉羞涩、防备的外衣，创设一种良好、安全的团体氛围，为后两个阶段深层次的干预做好准备。第二、第三个阶段的活动形式较之第一个阶段更丰富，会加入即兴演奏、动作接龙、节奏接龙等。每个单元设定一个主题，主题的思想贯穿每个单元活动的始终，并通过音乐律动、歌唱、器乐演奏和音乐戏剧的表演体现出来。最后的阶段，治疗师带领小组成员回顾治疗，总结并分享参加此活动的感悟和收获，处理分离情绪。

研究者对团体成员的实际情况、心理健康中心老师的建议、班主任和辅导员提供的信息等多方面因素进行综合考查评估后，设定团体治疗目标，并根据治疗目标设计出系统的活动方案，在音乐治疗实验过程中，对活动方案随时进行调整与补充。方案中所涉及的音乐治疗活动类型，主要包含以下五大类。

（一）声音与歌唱类

利用吉他或音响设备进行伴奏，引导团体演唱《你好歌》《再见歌》或其他由小组成员挑选的歌曲。

（二）乐器演奏和即兴类

使用各类不同乐器，如传统的乐器（沙槌、串铃、木鱼、手鼓等乐器）或智能化乐器进行即兴演奏或规定旋律、节奏演奏。

（三）律动与舞蹈类

在治疗师的带领下，团体成员一起跟随音乐节奏进行特定的或者自由的身体律动舞蹈，过程之中团体成员也可以作为带领者。音乐律动可以是整个团体围成大圈互动，也可以找搭档进行互动。

（四）音乐游戏类

运用与音乐相关的娱乐小游戏进行改编，加强团体成员之间的互动。

（五）综合类

各种表达性艺术治疗方式之间有不同的地方，也有相通之处，音乐治疗可以结合戏剧、绘画、舞动等方式，改编原有的活动形式或创造出新的活动。这样既可以更好地实现团体音乐治疗的目标，也可以丰富活动形式，增加趣味性。

具体治疗方案见表 5-9。

表 5-9　团体音乐治疗方案

阶段	目标	次序	活动内容
初始阶段	1. 团体成员之间相互认识，建立初步联结； 2. 介绍团体规则，建立集体规范； 3. 完成破冰活动，增强小组成员与成员之间、小组成员与治疗师之间的熟悉度	1	1.《你好歌》 2. 节奏与步伐 3. 即兴演奏《这就是我》 4.《再见歌》
		2	1.《你好歌》 2. 杯子歌《稻香》 3. 节奏接龙《稻香》 4.《再见歌》
		3	1.《你好歌》 2. 音乐律动《阳光宅男》 3. 乐器合奏《奔跑》 4.《再见歌》
		4	1.《你好歌》 2. 沙蛋传递 *What Makes You Beautiful* 3. 乐器找搭档 4.《再见歌》

续　表

阶段	目标	次序	活动内容
自我探索阶段	1. 增强团体成员对音乐治疗的参与度； 2. 增强团体成员对自我的接纳度、对他人的接纳度；	5	1.《你好歌》 2. 听音寻物 3. 歌曲演唱《红日》 4.《再见歌》
		6	1.《你好歌》 2. 歌曲填词《带你去旅行》 3. 身体放松操 *River Flows in You* 4.《再见歌》
自我探索阶段	3. 引导小组成员认识和探讨焦虑情绪产生的原因和影响因素； 4. 促进小组成员之间的彼此交流	7	1.《你好歌》 2. 音乐回忆《你的故事》 3. 动作接龙《青苹果乐园》 4.《再见歌》
		8	1.《你好歌》 2. 音乐游戏"抢椅子" 3. 音乐绘画 4.《再见歌》

阶段	目标	次序	活动内容
自我发展阶段	1. 提高情绪，提升小组成员参与活动的积极情绪； 2. 引导小组成员之间更多地主动交流； 3. 提高小组成员的社会交往意识； 4. 引导小组学习社交小技巧	9	1.《你好歌》 2. 听音和乐 3. 鼓圈 4.《再见歌》
		10	1.《你好歌》 2. 我们一起来打鼓 3. 歌曲演唱《告白气球》 4.《再见歌》
		11	1.《你好歌》 2. 镜像 3. 乐器合奏《给我一个吻》 4.《再见歌》
		12	1.《你好歌》 2. 音乐球 3. 木琴对话 4.《再见歌》
结束阶段	1. 引导成员回顾团体活动，总结经验； 2. 引导成员增强积极资源的体验； 3. 鼓励成员继续成长，处理分离	13	1.《你好歌》 2. 歌曲演唱（回顾活动使用过的歌曲） 3. 音乐律动《简单爱》 4.《再见歌》
		14	1.《你好歌》 2. 我用眼睛选择你 3. 流动的雕塑 4.《再见歌》

第四节　团体音乐治疗的实施过程

一、团体音乐治疗目标

本团体旨在帮助社交焦虑大学生从心理层面探索自我、认识自我，促进自我接纳和自我整合，降低社交焦虑水平，提高人际交往能力，提升心理适应能力和心理健康水平，并达到以下分目标：一是学会理解社交焦虑的根源，管理自己的情绪；二是给团体成员以信赖感，表现自己的认知及情感；三是通过与在团体中拥有与自己同样苦恼的人进行沟通，摆脱生活上的困难和孤独感；四是接纳自己，接纳别人，获得自尊和自信；五是把团体活动中学会的正确经验和体验运用到具体的生活环境中去。

二、研究对象

本研究对湖南某大学自愿报名的 200 名学生进行了调查，并进行了交往焦虑（IAS）测量，选取总得分 45 分以上、人际关系存在困难并表现出强烈的改变意志的大学生，对其进行面谈和笔试并最终选出被试者（附录五）。

面谈内容包括主观感觉及客观行为评价，在说明安全原则后，由一人面谈，一人记录。最终对面谈内容作必要合理地补充。根据面谈和交往焦虑量表（IAS）的得分情况，分析大学生的主要心理问题是社交焦虑，还是其他心理疾病，并询问他们最近是否接受过心理咨询或团体心理治疗等，以确定研究对象。

三、研究工具

（一）社交苦恼与回避量表（SADS）

1969 年，Watson 和 Friend 编制社交回避与苦恼量表（Social Avoidance and Distress Scale，SADS）用于筛查社交焦虑（附录七）。社交回避与苦恼分别指回避社会交往的倾向及身临其境时的苦恼感受，量表含 28 个条目，其中 14 条用于评估社交回避行为，14 条用于评定社交苦恼，采用"是否"答题方式，分数范围从 0 到 28 分，得分越高，说明社交回避与苦恼程度越高，社交焦虑障碍具体介绍见社交焦虑概述。

（二）交往焦虑量表（IAS）

交往焦虑量表（Interaction Anxiousness Scale，IAS）是 Leary 于 1983 年所编制的，主要用于评定独立于行为之外的主观社交焦虑体验的倾向（附录八）。该量表包括 15 个条目，分为 5 级进行评分。分数从 15 分（社会焦虑最低程度）到 75 分（社会焦虑最高程度）。在 20 世纪 80 年代，研究者以该量表为工具对美国三所不同地区 1140 名大学生进行评估，其均值及标准差相对稳定，均值为 38.9，标准差为 9.7。

（三）症状自评量表（Symptom Check List 90,SCL-90）

症状自评量表（SCL-90）是 L.R.Derogatis 制定的（附录九），该量表由显示较广泛的神经病学症状的条目组成，被广泛应用在精神障碍及心理疾病门诊，使患者能很好地了解自身心理状况，主要包括躯体化、人际关系、抑郁、强迫、焦虑、恐惧、偏执、敌对、精神病性等 9 个因子，它的每一个项目均采取 1～5 级评分，分别是没有、很轻、中等、偏重、严重，需要测评者根据自己的亲身感受作答，最好是第一反应，而不是长时间考虑后再作答。本测验适用对象为成人（16 岁以上）。本测验的目的是从感觉、情感、思维、意识、行为直到生活习惯、人际关系、饮食睡眠等多种角度，评定一个人是否有某种心理症状及其严重程度如何。它对有心理症状，即有可能处于心理障碍或心理障碍边缘的人有良好的区分能力。适用于测查某人群中哪些人可能有心理障碍，哪些人可能有何种心理障碍及其严重程度如何。不适合于躁狂症和精神分裂症。本测验不仅可以自我测查，也可以对他人（如其行为异常，有患精神或心理疾病的可能）进行核查，假如发现得分较高，则应进一步筛查。量表作者未提出分界值，按全国常模结果，总分超过160分，或阳性项目数超过43项，或任一因子分超过2分，需考虑筛选阳性，需进一步检查。

四、研究程序

（1）将符合筛选条件的被试随机分为对照组与实验组两组，每组8人。

（2）在团体音乐治疗干预之前，采集实验组与对照组干预前SADS、IAS、SCL-90等测量表的数据。

（3）对入组成员进行初始访谈和评估，制订团体音乐治疗干预计划。

（4）进行团体音乐治疗干预活动，每次时长为45分钟，一共进行14次。

（5）对实验组进行治疗干预后，采集实验组与对照组干预后SADS、IAS、SCL-90等测量表的数据；将实验组与对照组干预前数据比较、对照组干预前后数据比较、实验组干预前后数据比较、实验组与对照组干预后数据比较，并进行讨论分析。

五、结果分析

（一）实验组与对照组干预前数据比较

1.实验组与对照组干预前 IAS 数据比较

实验组与对照组在干预前进行 IAS 测量的 T 检验分析结果见表5-10。

表5-10　实验组与对照组在干预前 IAS 的差异分析

指标	对照组（n=8）	实验组（n=8）	T 值	P 值
IAS	54.00±3.85	54.75±3.33	−0.417	0.683

通过对上述差异的分析结果，实验组与对照组在干预前 IAS 的得分方面没有显著的差异。对照组得分为 54.00±3.85，实验组得分为 54.75±3.33，显示出大体一致的得分。

2.实验组与对照组干预前 SADS 数据比较

实验组与对照组在干预前进行 SADS 测量的 T 检验分析结果见表5-11。

表5-11　实验组与对照组在干预前 SADS 的差异分析

指标	对照组（n=8）	实验组（n=8）	T 值	P 值
SAD 回避	12.00±1.51	11.88±3.68	0.089	0.930
SAD 苦恼	10.63±1.06	10.13±2.95	0.451	0.659
SAD 总	22.63±1.85	22.00±5.04	0.329	0.747

通过对上述差异的分析结果，实验组与对照组在实验前 SAD 回避、SAD 苦恼、SAD 总得分方面没有显著的差异。对照组得分分别为 12.00±1.51、10.63±1.06、22.63±1.85，实验组得分分别为 11.88±3.68、10.13±2.95、22.00±5.04，显示出大体一致的得分。

3. 实验组与对照组干预前 SCL-90 数据比较

实验组与对照组在干预前进行 SCL-90 测量的 T 检验分析结果见表 5-12。

表 5-12　实验组与对照组在干预前 SCL-90 的差异分析

指标	对照组（n=8）	实验组（n=8）	T 值	P 值
躯体	9.13±1.55	-7.88±1.36	-1.715	0.108
人际	15.00±1.07	14.13±1.81	-1.178	0.258
强迫	12.50±1.69	13.63±1.77	-1.301	0.214
抑郁	16.00±0.76	15.63±1.51	-0.629	0.539
焦虑	15.75±2.25	14.38±2.32	1.201	0.250
敌对	7.75±1.04	6.50±0.93	2.546	0.023*
恐怖	6.25±1.49	5.63±1.41	0.863	0.403
偏执	7.75±0.71	8.50±0.93	-1.821	0.090
精神病性	6.63±1.06	9.25±1.49	-4.063	0.001**
其他	7.13±1.46	6.88±1.36	0.355	0.728
总 SCL	103.88±5.38	102.38±3.58	0.656	0.522

注：*. 在 0.05 水平（双侧）上显著相关；
　　**. 在 0.01 水平（双侧）上显著相关。

两组在 SCL-90 症状量表中敌对、精神病性等与社交焦虑不相关因子比较的 T 值分别为 2.546、-4.063，对应的 P 值均小于 0.05，具有显著的统计学意义，说明两组的敌对、精神病性均具有显著差异。实验前两组的其余指标则未见显著差异（对应的 P 值大于 0.05），说明两组在实验之前基本处于同一水平，可以在此基础上进行两组实验效果之间的比较。

（二）对照组干预前后数据比较

1. 对照组干预前后 IAS 数据比较

对照组在干预前后进行 IAS 测量的 T 检验分析结果见表 5-13。

表 5-13　对照组干预前后 IAS 的差异分析

	实验前（n=8）	实验后（n=8）	T 值	P 值
IAS	54.00±3.85	54.88±3.72	-0.977	0.361

上述 IAS 测量的对照组在实验前后的得分方面没有明显的差异。即 P 的数值大于 0.05，对照组在实验前后的指标显示出没有显著的改善。

2. 对照组实验前后 SADS 数据比较

对照组在实验前后进行 SADS 测量的 T 检验分析结果见表 5-14。

表 5-14　对照组实验前后 SADS 的差异分析

指标	实验前（n=8）	实验后（n=8）	T 值	P 值
SAD 回避	12.00±1.51	11.38±1.30	1.106	0.305
SAD 苦恼	10.63±1.06	10.38±1.41	0.386	0.711
SAD 总	22.63±1.85	21.75±2.32	1.000	0.351

通过对上述差异的分析结果，对照组在实验前后 SAD 回避、SAD 苦恼、SAD 总得分方面没有显著的差异。实验前得分分别为 12.00 ± 1.51、10.63 ± 1.06、22.63 ± 1.85，实验后得分分别为 11.38 ± 1.30、10.38 ± 1.41、21.75 ± 2.32，显示出大体一致的得分。

3. 对照组实验前后 SCL-90 数据比较

对照组在实验前后进行 SCL-90 测量的 T 检验分析结果见表 5-15。

表 5-15　对照组实验前后 SCL-90 的差异分析

指标	实验前（n=8）	实验后（n=8）	T 值	P 值
躯体	9.13 ± 1.55	8.63 ± 2.26	1.080	0.316
人际	15.00 ± 1.07	15.88 ± 2.42	-0.977	0.361
强迫	12.50 ± 1.69	12.38 ± 1.41	0.284	0.785
抑郁	16.00 ± 0.76	15.63 ± 1.77	0.893	0.402
焦虑	15.75 ± 2.25	16.50 ± 1.41	-1.271	0.244
敌对	7.75 ± 1.04	7.63 ± 1.41	0.261	0.802
恐怖	6.25 ± 1.49	6.38 ± 1.51	-0.284	0.785
偏执	7.75 ± 0.71	7.25 ± 0.89	1.528	0.170
精神病性	6.63 ± 1.06	6.63 ± 1.51	0.000	1.000
其他	7.13 ± 1.46	7.25 ± 1.04	-0.357	0.732
总 SCL	103.88 ± 5.38	104.13 ± 3.72	-0.148	0.886

为了考察实验前后的社交焦虑水平的变化，我们对对照组实验前

后的 SCL-90 的得分进行 T 检验。上述各项指标 T 检验结果显示依次为 1.080、-0.977、0.284、0.893、-1.271、0.261、-0.284、1.528、0.000、-0.357、-0.148，对照组实验前后各项指标比较的 T 值所对应的 P 值均大于 0.05，没有统计学意义，说明对照组 SCL-90 的各项指标值在实验前后均没有显著差异。

（三）实验组干预前后数据比较

1.实验组干预前后 IAS 数据比较

实验组在干预前后进行 IAS 测量的 T 检验分析结果见表 5-16。

表 5-16　实验组干预前后 IAS 的差异分析

	实验前（n=8）	实验后（n=8）	T 值	P 值
IAS	54.75±3.33	44.13±3.04	11.039	<0.001

实验组在实验前后进行 IAS 测量的 T 检验结果显示 11.039，P<0.001，实验组在实验后 IAS 指标下降，说明实验有显著的改善效果。

2.实验组干预前后 SADS 数据比较（表 5-17）

表 5-17　实验组干预前后 SADS 的差异分析

指标	实验前（n=8）	实验后（n=8）	T 值	P 值
SAD 回避	11.88±3.68	6.38±1.92	7.276	<0.001
SAD 苦恼	10.13±2.95	6.25±1.83	8.082	<0.001
SAD 总	22.00±5.04	12.63±3.07	10.591	<0.001

通过对上述差异的分析结果，实验组在实验后 SAD 回避、SAD 苦恼、SAD 总得分方面分别与实验前存在显著的差异。如表 5-7，实验组在上述项目中，实验前得分分别为 11.88±3.68、10.13±2.95、22.00±5.04，实验后得分分别为 6.38±1.92、6.25±1.83、12.63±3.07，T 检验结果显示分别为 7.276、8.082、10.591，P 值均 <0.001，实验组在实验后 SADS 指标下降，说明实验有显著的改善效果。

3. 实验组实验前后 SCL-90 数据比较

实验组在实验前后进行 SCL-90 测量的 T 检验分析结果见表 5-18。

表 5-18　实验组实验前后 SCL-90 的差异分析

指标	实验前（n=8）	实验后（n=8）	T 值	P 值
躯体	7.88±1.36	4.88±1.36	6.000	0.001
人际	14.13±1.81	5.88±1.36	13.981	<0.001
强迫	13.63±1.77	6.75±1.28	9.574	<0.001
抑郁	15.63±1.51	6.38±1.30	25.276	<0.001
焦虑	14.38±2.32	6.63±1.69	8.793	<0.001
敌对	6.50±0.93	4.25±1.17	7.180	<0.001
恐怖	5.63±1.41	4.50±1.07	4.965	0.002
偏执	8.50±0.93	6.13±0.64	9.029	<0.001
精神病性	9.25±1.49	7.25±1.28	3.055	0.018
其他	6.88±1.36	5.25±1.17	8.881	<0.001
总 SCL	102.38±3.58	57.88±4.88	34.718	<0.001

为了考察团体音乐治疗对社交焦虑症的治疗效果，对实验组实验前后的各量表得分进行T检验。上表T检验结果显示：实验组实验前后的各类指标比较的T值分别为6.000、13.981、9.574、25.276、8.793、7.180、4.965、9.029、3.055、8.881、34.718，所对应的P值均小于0.05，具有显著的统计学意义，说明实验组实验前后的各项指标值均具有显著差异。实验组实验后的各项指标值均显著低于实验前，说明团体音乐治疗对大学生社交焦虑水平有明显的改善。

（四）实验组与对照组实验后数据比较

1.实验组与对照组实验后IAS数据比较

实验组与对照组在实验后进行IAS测量的T检验分析结果见表5-19。

表5-19　实验组与对照组实验后IAS的差异分析

指标	对照组（n=8）	实验组（n=8）	T值	P值
IAS	54.88±3.72	44.13±3.04	6.325	<0.001

实验组与对照组在实验后进行IAS测量的T检验结果显示6.325，P<0.001，说明实验组在实验后改善效果优于对照组。

2.实验组与对照组实验后SADS数据比较（见表5-20）

表5-20　实验组与对照组实验后SADS的差异分析

指标	对照组（n=8）	实验组（n=8）	T值	P值
SAD回避	11.38±1.30	6.38±1.92	6.090	<0.001
SAD苦恼	10.38±1.41	6.25±1.83	5.049	<0.001
SAD总	21.75±2.32	12.63±3.07	6.716	<0.001

如表 5-20，通过对上述差异的分析结果，对照组与实验组在实验后 SAD 回避、SAD 苦恼、SAD 总得分方面存在显著的差异。对照组得分分别为 11.38±1.30、10.38±1.41、21.75±2.32，实验组得分分别为 6.38±1.92、6.25±1.83、12.63±3.07，T 检验结果显示分别为 6.090、5.049、6.716，P 值均 <0.001，说明实验组在实验后改善效果优于对照组。

3. 实验组与对照组在实验后 SCL-90 数据比较

实验组与对照组在实验后进行 SCL-90 测量的 T 检验分析结果见表 5-21：

表 5-21　实验组与对照组实验后 SCL-90 的差异分析

指标	对照组（n=8）	实验组（n=8）	T 值	P 值
躯体	8.63±2.26	4.88±1.36	4.019	0.001
人际	15.88±2.42	5.88±1.36	10.027	<0.001
强迫	12.38±1.41	6.75±1.28	8.356	<0.001
抑郁	15.63±1.77	6.38±1.30	11.915	<0.001
焦虑	16.50±1.41	6.63±1.69	12.697	<0.001
敌对	7.63±1.41	4.25±1.17	5.224	<0.001
恐怖	6.38±1.51	4.50±1.07	2.872	0.012
偏执	7.25±0.89	6.13±0.64	2.909	0.011
精神病性	6.63±1.51	7.25±1.28	−0.894	0.386
其他	7.25±1.04	5.25±1.17	3.630	0.003
总 SCL-90	104.13±3.72	57.88±4.88	21.311	<0.001

上表T检验结果显示：实验后两组的精神病性因子未见显著差异（对应的 P 值大于 0.05）。两组的躯体、人际、强迫、抑郁、焦虑、敌对、恐怖、偏执、其他、总 SCL-90 比较的 T 值分别为 4.019、10.027、8.356、11.915、12.697、5.224、2.872、2.909、3.630、21.311，对应的 P 值均小于 0.05，具有显著的统计学意义，说明两组的躯体、人际、强迫、抑郁、焦虑、敌对、恐怖、偏执、其他、总 SCL-90 均具有显著差异。实验后实验组的除精神病性这项指标外，其他指标均显著低于对照组。

用 SPSS 25.0 软件对数据进行统计分析。计量资料采用 ShaPiro-Wilk 进行正态性检验，呈正态分布用均数 ± 标准差（$\bar{x} \pm s$）表示，组间比较采用独立样本 T 检验，组内比较采用配对样本 T 检验，呈非正态分布用中位数和四分位间距表示 M（P25，P75），组间比较采用 Mann-Whitney U 检验，组内比较采用 Wilconxon 检验；计数资料用百分率（%）表示，组间比较采用 χ^2 检验或 Fisher 确切概率法，以 P<0.05 为差异有统计学意义。

由上述数据分析可以看出，经过系列治疗干预之后，实验组与对照组在心理健康水平、社交回避、社交苦恼、交往焦虑与羞怯上的变化呈显著性差异，实验组的量表得分明显降低，心理健康水平的各因子分也均有改善。

第五节 讨论

一、社交焦虑症状变化与内容分析

对 IAS、SADS、SCL-90 等量表资料的分析结果显示，与社交焦虑相关的影响因素有灾难化、无力感、个人完美主义、安全感较低等。带有社交焦虑症状的大学生，对自己在社会状况下的应对能力持否定态度。如果个体处于这种状况，首先预测最坏的情况，对自己所面临的未来提前感到担忧和不安，并认为自己什么都不能做。对自己要求严格，即使是小的失败也引发巨大的挫折感，这与个人完美主义相关。较低的安全感会让个体认为自己没有价值，很难接受他人的关心，从而引发社交焦虑症状。

（一）灾难化

在社交焦虑症状中，"灾难化"是经常出现的认知错误，它是指认知情绪调节策略的一种消极的认知应对方式，即个体在面对消极生活事件时，会用更加糟糕的负面思想对自己的情绪进行调节。虽然灾难化事件发生的概率很低，但是个体会对最坏的情况进行预测，进行极端的思考和判断。也就是说，如果自己所做的事情失败或被别人不正当对待或被拒绝，个体就越害怕这件事，将其看作悲惨、破灭性的信念越大，个体就会经历越高的社交焦虑。例如，有一位小组成员因为自己是被领养的孩子，而在人际关系中表现出极端的思考特征。团体音乐治疗初期发现了求助者"灾难化"的原因，并在团体音乐后续治疗中对伤口进行心理补偿，帮助求助者逐渐学会合理地思考。

（二）无力感

增权理论的先驱巴巴拉·所罗门（Barbara Solomon）将无力感定义为"缺乏技巧、知识，物质资源以及情绪管理能力，以致无法令自己满意地有效扮演重要的社会角色"[112]。无力感与环境紧密相关，环境是影响有生命事物的所有因素和条件。马丁·塞利格曼（Martin E.P. Seligman）的习得性无助理论指出，生活中始终处于无力状态的人们其实正因为环境障碍而承受着习得性无助的沉重负担。[113] 在团体音乐治疗过程中，具有无力感的小组成员可能会出现"我如果在大家面前发言就会发抖""我好像没有优点"等语言，说话声音小、说话时手都颤抖的身体反应，以至于将自己形容为无能、应对能力不足的人。

（三）个人完美主义

个人完美主义指伴随着过度批评的自我评价，设置并严格坚持不符合实际的高标准，并以是否达到这些标准判断自我价值。即使是小小的失败，也觉得大受打击，这也是社交焦虑的一个特点，它可能导致情绪痛苦。某位小组成员在治疗初期说："如果我说话带有方言，我就不在他人面前说话。"像这样将完美的标准运用在自己身上的人，很容易有挫折感。但是随着团体音乐治疗的进行，她摆脱了对自己能力的否定性思考，开始产生正向转变。

（四）低安全感

安全感最先由弗洛伊德提出，马斯洛也对它进行了详细研究。马斯洛认为安全感是个体摆脱消极、恐惧情绪，体验到安全、自由的感觉，是个体生存最基本的心理需求。[114]安全感低表现为对自己是否有价值持有怀疑态度，并很难接受他人的爱和关心。大部分小组成员表示自己的父母不温暖，因此他们的安全感较低，研究者尝试从治疗过程中将这些小组成员引向正向思维。

二、团体音乐治疗应用于大学生社交焦虑改善的进一步讨论

（一）支持，共情，建立信赖关系

本治疗项目通过"破冰"和"建立信任"两个阶段，形成了小组成员之间相互支持的氛围。破冰主要是打破陌生、相互了解，诱发求助者参加集体活动的兴趣和欲望，使团体成员突破沟通障碍，形成相互之间

良好的治疗关系。通过小而简单的音乐律动、节奏接龙、音乐游戏等活跃集体气氛，让团体成员在轻松的气氛中迅速放下对集体治疗的防御，对其他成员放松警惕，积极投入集体治疗。初始阶段时，小组成员都比较紧张，不愿交谈，整个气氛非常紧张。治疗师也强调了项目的保密性，但很多成员仍然担心参加项目会对自己在学校造成不好的影响，部分成员对活动持怀疑态度。在治疗师介绍完所有活动、小组成员在一定程度上理解之后，小组成员都表示希望能够改变自己。虽然开始时大家有一些紧张和不确定感，但随着活动的深入，团体有了一定的联结，大家都积极参与项目，没有迟到早退的现象。

（二）投射性认同

人和人之间发生的相互作用，都可以用"语言沟通"和"非语言沟通"解释。人们之间需要用语言进行沟通，说出自己的实际要求和需要。非语言沟通包含很多模糊的信息，可以准确记录情绪特征。有一位小组成员说道，在上高中的一天，父母告诉她妹妹即将出生。这时她觉得自己的位置受到了威胁，觉得妹妹将成为自己和养父母之间的障碍。她认为父母对她的关心越来越少，不再像以前那样满足她所有的要求。她开始厌恶妹妹，开始怀疑父母对自己的爱，在学习上也失去了动力，每天觉得很忧郁，开始躲避与别人的交流。其他成员都鼓励她，为她看待妹妹的出生提供一种新的角度，即妹妹能分担照顾父母的压力，并不是父母不爱她，而是为了让她能有多一个爱自己的人才让妹妹出生。其他团体成员在鼓励这位小组成员的同时，提供从另一个角度处理这件事的思路。在大家的鼓励和帮助下，她不仅得到了情绪上的缓解，也学会了用积极的视角看待事物。

本次团体音乐心理治疗实践活动按照建立关系—自我探索—自我发

展—总结结束循序渐进，每个阶段会有不同的活动。每一单元的活动有具体的目标，活动设计与活动目标紧密契合。团体音乐治疗选择的音乐活动符合音乐专业大学生的专业特征，平衡难度和趣味性，不仅让学生感受到乐趣并且还有小小的挑战性，吸引学生参与。学生之间的互动从简单的问好开始，小组之内展开讨论，到每个人都在团体当中发出自己的声音，说出自己的想法，再到学生之间的肢体接触，学生之间的界限和隔阂感逐渐被打破，开始在活动中表现自我，接受正向反馈，发自内心地得到放松，舒缓情绪。

本研究的目的在于采用科学的实验方法系，统探讨团体音乐治疗是否有助于以及为何有助于缓解和降低大学生的社交焦虑，并基于相关研究结果提出干预大学生社交焦虑的临床实践方案，检验其有效性。

对当前大学生社交焦虑状况进行测查，分析人口统计学变量上的差异，以期揭示当前大学生社交焦虑的现状，并筛选出后续使用的被试群体。本研究调查的大学生中，社交焦虑的大学生占总人数的38.8%，说明大学生的社交焦虑问题非常严重。而且社交焦虑的大学生在年级、性别、家庭环境、是否独生上有显著差异。

恰当的团体音乐治疗方案能够对缓解中国大学生社交焦虑有一定效果。治疗初期，通过"节奏与步伐""杯子歌"等音乐游戏，团体成员得以快速放下心理防御机制，获得团体持续的支持和接纳，建立团体认同感和信任感。自我探索阶段，通过歌曲填词、音乐回忆等活动挖掘小组成员出现社交焦虑症状的根本原因。自我发展阶段通过音乐绘画、镜像、音乐律动、木琴对话等活动让成员以不同角度、不同方式重新体验事情的发展。治疗结束阶段，治疗师邀请团体成员回顾社交焦虑的情绪变化过程，了解自己社交焦虑的原因，解开心中压抑的感情，建立安全感、提升自信。团体音乐治疗对缓解大学生社交焦虑症状起到了积极的作用。

参考文献

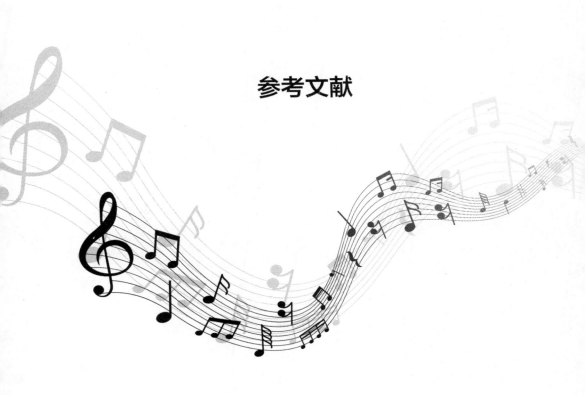

[1] 霍杰斯.音乐心理学手册[M].刘沛，任恺，译.长沙：湖南文艺出版社，2006.

[2] 中国医学百科全书编辑委员会.中国医学百科全书·康复医学[M].上海：上海科学技术出版社，1988.

[3] 中国大百科权威编辑委员会.中国大百科全书·音乐舞蹈[M].中国大百科全书出版社，1989.

[4] 普凯元.音乐治疗[M].北京：人民音乐出版社，1994.

[5] 张鸿懿.音乐治疗学基础[M].北京：中国电子音像出版社，2000.

[6] 阿尔文.音乐治疗[M].高天，黄欣，编译.上海：上海音乐出版社，1989.

[7] 张勇.音乐治疗学[M].武汉：湖北科学技术出版社，2010.

[8] BRUSCIA K.*Defining Music Therapy*[M].Gilsum：Barcelona Publishers，1989.

[9] 郑玉章，陈菁菁.音乐治疗学的定义、形成及其在中国的发展[J].音乐探索（四川音乐学院学报），2004（3）：91—94.

[10] 高天.音乐治疗学基础理论[M].北京：世界图书出版公司，2007.

[11] BALL T.Responese properties of human amygdala subregions：evidence based on functional MRI combines with probabilistic anatomical maps[J].PLOS ONE，2007（2）：307.

[12] 万瑛.团体音乐治疗[M].重庆：重庆大学出版社，2021.

[13] STEINER G.*Errata*[M].London：Phoenix Publishers，1998.

[14] CHAZAN R.*The Group as Therapist*[M].London：Jessica Kingsley Publishers，2001.

[15] DAVIES A，RICHARDS E.*Music Therapy and Group Work：Sound Company*[M].London：Jessica Kingsley Publishers，1998.

[16] 张刃.音乐治疗[M].北京：机械工业出版社，2016.

[17] UNKEFER R.*Music therapy in the treatment of adults with mental disorders*[M].New York：Schirmer Books，1990.

[18] 刘明明 . 再创造式音乐治疗方法对智能障碍儿童适当情绪的影响 [D]. 北京：中央音乐学院，2003.

[19] 刘学兰，李艳月 . 孤独症儿童的教育与干预 [M]. 广州：暨南大学出版社，2012.

[20] 刘茜，王薇 . 奥尔夫音乐治疗对孤独症儿童同伴关系的影响 [J]. 杭州师范大学学报（自然科学版），2018，17（3）：239—243.

[21] 姜孟昕 . 奥尔夫音乐治疗对孤独症谱系儿童社会交往、情绪和注意力的疗效研究 [D]. 武汉：武汉音乐学院，2020.

[22] 黄伟合 . 儿童孤独症及其他发展性障碍的行为干预 [M]. 上海：华东师范大学出版社，2003.

[23] 高天 . 音乐治疗导论 [M]. 北京：世界图书出版社，2008.

[24] 吴霓 . 农村留守儿童问题调研报告 [J]. 教育研究，2004（10）：15—18，53.

[25] 段成荣，赖妙华，秦敏 .21 世纪以来我国农村留守儿童变动趋势研究 [J]. 中国青年研究，2017（6）：52—60.

[26] 叶敬忠，王伊欢 . 留守儿童的监护现状与特点 [J]. 人口学刊，2006（3）：55—59.

[27] 党云皓，姚梅玲 . 农村留守儿童心理行为问题现状调查 [J]. 中国妇幼保健，2010，25（11）：1519—1520.

[28] 袁晓娇，方晓义，刘杨，等 . 流动儿童社会认同的特点、影响因素及其作用 [J]. 教育研究，2010，31（3）：37—45.

[29] 范兴华，方晓义，刘勤学，等 . 流动儿童、留守儿童与一般儿童社会适应比较 [J]. 北京师范大学学报（社会科学版），2009（5）：33—40.

[30] 侯洋，徐展 . 农村留守儿童的孤独感与自卑感 [J]. 中国心理卫生杂志，2008（8）：564.

[31] 王玲玲，陈立文，陈素菡 . 留守儿童情绪障碍的研究 [J]. 浙江医学，2014，36（16）：1402—1403，1431.

[32] 林宏 . 福建省"留守孩"教育现状的调查 [J]. 福建师范大学学报（哲学

社会科学版），2003（3）：132—135.

[33] 李晓巍，刘艳.父教缺失下农村留守儿童的亲子依恋、师生关系与主观幸福感 [J]. 中国临床心理学杂志，2013，21（3）：493—496.

[34] POTTINGER A M . Children's Experience of Loss by Parental Migration in Inner–City Jamaica[J]. *American Journal of Orthopsychiatry*，2005（4）：485–496.

[35] 吴继红.农村不同教养方式留守儿童心理问题研究：以洛阳地区为例 [J]. 漯河职业技术学院学报，2008（44）：106—108.

[36] 孙晓军，周宗奎，汪颖，等.农村留守儿童的同伴关系和孤独感研究 [J]. 心理科学，2010，33（2）：337—340.

[37] 彭美，戴斌荣.亲子沟通与同伴友谊质量对农村留守儿童社会适应性的影响 [J]. 中国特殊教育，2019（9）：70—76.

[38] 阿德勒.自卑与超越 [M]. 黄光国，译.北京：作家出版社，1996.

[39] 黄希庭.简明心理学辞典 [M]. 合肥：安徽人民出版社，2004.

[40] 林崇德，杨治良，黄希庭.心理学大辞典 [M]. 上海：上海教育出版社，2004.

[41] 杨志良，郝兴昌.心理学辞典 [M]. 上海：上海辞书出版社，2016.

[42] 阿德勒.理解人性 [M]. 陈太胜，等，译.北京：国际文化出版社，2007：41—42.

[43] 李德勇.农村留守儿童自卑心理的表现及教育对策 [J]. 淮阴师范学院学报（自然科学版），2012，11（4）：394—397.

[44] 韩艳.贫困生的自卑心理初探 [J]. 中学政治教学参考，2013（16）：70—72.

[45] 李佳川.体育锻炼对降低大学生自卑感的影响及其心理机制研究 [D]. 上海：华东师范大学，2009.

[46] ZHANG C，XU W，LU H. Longitudinal Relationship between Inferiority and Aggression in Chinese College Students：The Moderation of Left–

behind Experience[J].*Personality and Individual Differences*, 2020（156）: 109791.

[47] BARRY C T, FRICK P J, KILLIAN A L. The Relation of Narcissism and Self-esteem to Conduct Problems in Children: A Preliminary Investigation [J].*Journal of Clinical Child and Adolescent Psychology*, 2003, 32（1）: 139-152.

[48] YU S, ZHANG C, ZHOU Y, et al. Longitudinal Relationship between Inferiority and Maladjustment among College Students: The Mediation of Dispositional Mindfulness and Moderation of Left-behind Experience[J]. *Children and Youth Services Review*, 2020(116): 105246.

[49] 向群英.试论经济困难学生自卑感对其心理健康的影响[J].教育与职业, 2010（6）: 74—75.

[50] HAYS P. The Determinant of Inferiority Feelings and Their Contribution to Psychiatric Morbidity[J].*British Journal of Addiction（to Alcohol and Other Drugs）*, 1977, 72（3）: 241-244.

[51] KUSTER F, ORTH U, MEIER L. Rumination Mediates the Prospective Effect of low Self-esteem on Depression: A Five-wave Longitudinal Study[J].*Personality and Social Psychology Bulletin*, 2012, 38（6）: 747-759.

[52] 张央央.农村留守儿童自卑心理的小组工作介入研究[D].咸阳: 西北农林科技大学, 2016.

[53] 关计夫.自卑心理浅析[M].杨重建, 许友群, 译.福州: 福建科学技术出版社, 1988: 22.

[54] HILL A J. Obesity in Children and the Myth of Psychological Maladjustment: Self-esteem in the Spotlight[J].*Current Obesity Reports*, 2017, 6（1）: 63-70.

[55] 蒋婧琳.个案工作介入青春发动时相提前儿童的自卑心理问题研究[D].重庆: 西南大学, 2020.

[56] 王欧. 留守经历与性别劳动分化：基于农民工输出地和打工地的实证研究 [J]. 社会学研究，2019，34（2）：123—146，244—245.

[57] 沈冠辰，陈立行. 社会工作介入我国农村留守儿童的实务模式研究 [J]. 吉林大学社会科学学报，2018，58（6）：116—124，206.

[58] 吴承红，蔡澄，邰启扬. 农村留守儿童的心理问题及其解决策略 [J]. 教育探索，2005（12）：100—101.

[59] 李钰，白亮. 西北农村地区寄宿制学校问题研究：基于甘肃省 S 县的调查与分析 [J]. 学术探索，2017（9）：152—156.

[60] 胡胜利. 高中生心理健康水平及其影响因素的研究 [J]. 心理学报，1994（2）：153—160.

[61] 布朗. 超越自卑 [M]. 李芳慧，译. 天津：天津科学技术出版社，2020.

[62] SANTOS M，PEREIRA C R. The Social Psychology of a Selective National Inferiority Complex：Reconciling Positive Distinctiveness and System Justification[J]. *Journal of Experimental Social Psychology*，2021，95（30）：104118.

[63] 缪丽珺，孙红莲，张宇怡，等. 亲子分离对留守儿童欺凌受害与自卑感的影响 [J]. 中国卫生事业管理，2020，37（12）：943—945，960.

[64] 周宗奎，孙晓军，刘亚，等. 农村留守儿童心理发展与教育问题 [J]. 北京师范大学学报（社会科学版），2005（1）：71—79.

[65] 张思琪. 学校社会工作介入农村留守儿童自卑心理问题研究：以 X 市 L 小学 S 班级为例 [D]. 武汉：湖北文理学院，2023.

[66] 杨鸿源. 体育兴趣小组介入农村留守儿童自信心提升问题的实务研究：以湖北省襄阳市南漳县 F 小学为例 [D]. 武汉：湖北师范大学，2022.

[67] 李燕娜. 心理自卑在农村留守儿童中的表现与教育措施分析 [J]. 科教文汇（下旬刊），2013（30）：185，189.

[68] 李德勇. 农村留守儿童自卑心理的表现及教育对策 [J]. 淮阴师范学院学报（自然科学版），2012，11（4）：394—397.

[69] 李昕昕. 奥尔夫音乐治疗应用于农村留守儿童人际交往障碍的策略研

究 [J]. 音乐创作，2017（3）：190—191.

[70] 吕莹 . 探究奥尔夫音乐对农村留守儿童焦虑情绪的干预效果的研究 [J].
教育现代化，2016，3（8）：232—233，239.

[71] 王琳琳 . 奥尔夫音乐治疗对河南农村留守儿童焦虑情绪的干预研究 [D].
北京：中国音乐学院，2012.

[72] 陈建文，黄希庭 . 中学生社会适应性的理论构建及量表编制 [J]. 心理科
学，2004（1）：182—184.

[73] 冷晓萍，顾华 . 群体动力学视域下的课堂协作学习模式探究 [J]. 沈阳师
范大学学报（社会科学版），2014，38（6）：144—147.

[74] 孙书祥 . 群体动力学视域下的学习共同体建构 [J]. 大江周刊：论坛，
2013（1）：84—85.

[75] 宋天然 . 对知情同意书和知情同意过程的探讨 [J]. 医学与哲学，2005
（11）：70.

[76] 葛操 . 当代大学生心理分析 [M]. 北京：工商出版社，2000.

[77] WESTENBERG H G M，DEN BOER J A.*Social anxiety disorder*[M].
Amsterdam：Synhtesis Publishers，1999.

[78] 陈涤宇，吴文源 . 社交焦虑症治疗方法的研究进展（二）：非药物治疗 [J].
上海精神医学，2001（3）：161—162，179.

[79] 樊富珉，王建中 . 北京大学生心理素质及心理健康研究 [J]. 清华大学教
育研究，2001（4）：26—32.

[80] 李英，刘爱书，张守臣 . 团体心理辅导对大学生人际交往焦虑的影响 [J].
中国健康心理学杂志，2005（4）：252—256.

[81] LANGER S.*Feeling and Form*[M].New York：Charles Schribner's Sons，
1953.

[82] 郭晓薇 . 大学生社交焦虑成因的研究 [J]. 心理学探新，2000（1）：
55—58.

[83] 彭纯子 . 大学生社交焦虑的团体干预的实验研究 [D]. 长沙：湖南师范
大学，2001.

[84] 李波，钟杰，钱铭怡.大学生社交焦虑易感性的回归分析 [J].中国心理卫生杂志，2003（2）:109—112.

[85] 李荣刚.大学生社交焦虑的现状及其心理干预研究 [D].苏州：苏州大学，2009.

[86] GILBERT P E.Volution and Social Anxiety：the Role of Attraction，Social competition and Social Hierarchies[J].*Psychiatric Clinics of North America*，2001，24（4）：723-751.

[87] MELKE J，BAGHERI F，ROSMOND R，e tal.Serotonin transporter gene Polymorphisms are Associated with Anxiety-related Personality Traits in Women [J].*American Journal of Medical Genetics*，2001，105（5）：458-463.

[88] SAMOCHOWIEC J，HAJDUK A，SAMOCHOWIEC A，et al.Association Studies of MAO-A，COMT，and 5-HTT Genes Polymorphisms in Patients with Anxiety Disorders of the Phobic Spectrum [J].*Psychiatry Research*，2004，128（1）：21-26.

[89] BOWLBY J.*Attachment and Loss*：*Vol. 1.Attachment* [M].New York：Basic Books，1969.

[90] LIEBOWITZ M R，HEIMBERG R G，SCHNEIER F R，et al.Cognitive-Behavioral Group Therapy versus Phenelzine in Social Phobia：：Long Term Outcome [J].*Depression & Anxiety*，1999，10（3）：89-98.

[91] 李荫华，姜东海.218 例青少年心理障碍者的家庭教育方式调查 [J].中国心理卫生杂志，1995（4）：179.

[92] 朱孔香，路宝风，陈明慧，等.大学生家庭环境因素与社交、焦虑的关系研究 [J].中国行为医学科学，2003（5）：577.

[93] 蔡华俭，杨治良.大学生性别自我概念的结构[J].心理学报，2002（2）：168—174.

[94] 苏建宁，张新凯，冯艳芳.社交焦虑障碍患者的人格模式分析 [J].中国临床康复 2005（32）：15—17.

[95] 吴薇莉，刘协和.社交焦虑障碍患者的成人依恋类型与社交焦虑障碍人格特征的关系 [J].中国临床康复，2006（14）：18—22.

[96] LIEBOWITZ M R，GORMAN J M，FYER A J，et al.Social Phobia: Review of a Neglected Anxiety Disorder[J].*Archives of General Psychiatry*，1985，42（7）：729–736.

[97] 巴洛.心理障碍临床手册 [M].3 版.刘兴华，黄峥，徐凯文，等，译.北京：中国轻工业出版社，2004.

[98] 许书萍.高社交焦虑大学生的解释偏向 [M].上海：上海人民出版社，2015.

[99] STEIN D J，VERSIANI M，HAIR T，et al. Efficacy of Paroxetine for Relapse Prevention in Social Anxiety Disorder：a 24–Week Study[J].*Archives of General Psychiatry*，2002，59（12）：1111–1118.

[100] ALBANO A M，MARTEN P A，HOIL C S.Cognitive–behavioral group treatment or adolescent social phobia：a preliminary study[J].*Journal of Nervous and Mental Disease*，1995（1）：183–649.

[101] 梅锦荣.社交焦虑与认知行为治疗 II 认知行为治疗 [J].中国临床心理学杂志，1994（4）：193—197，217.

[102] 杨莎.音乐干预培训对提升初入职应届毕业生社交能力的研究 [D].上海：华东师范大学，2012.

[103] 李珊珊.书写表达对大学生社交焦虑的干预研究 [D].南宁：广西大学，2014.

[104] 毕玉芳.曼陀罗绘画影响大学生社交焦虑的系列研究 [D].上海：华东师范大学，2018.

[105] 姜雪芹，张玉芝.药物联合心理治疗青年学生社交焦虑症的观察分析 [J].滨州医学院学报，2007（4）：315—316.

[106] 李傲翼.大学生社交焦虑现状及其戏剧治疗干预研究 [M].北京：北京出版社，2021.

[107] 徐凯文 .Empathy：本源，内涵与译名 [J]. 中国心理卫生杂志，2010，
       24（6）：407—408.

[108] 郭本禹 . 潜意识的意义（上）[M]. 济南：山东教育出版社，2009.

[109] KLEIN M.*Notes on some schizoid mechanism*[M].London：Hogarth
       Press，1946.

[110] 吕英军 . 从个体到团体：拜昂客体关系理论研究 [D]. 南京：南京师范
       大学，2007.

[111] 王国芳 . 克莱因对象关系理论的研究现状 [J]. 山东师范大学学报（人
       文社会科学版），2002（3）：120—122.

[112] 何雪松 . 社会工作理论 [M]. 上海：上海人民出版社，2007.

[113] 派恩 . 现代社会工作理论 [M].3 版 . 冯亚丽，叶鹏飞，译 . 北京：中国
       人民大学出版社，2009.

[114] 雷伯 . 心理学词典 [M]. 李伯黍，译 . 上海：上海译文出版社，1996.

附录

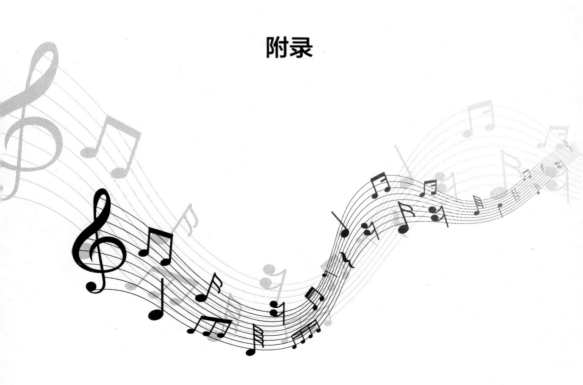

附录一

家长同意书

为了研究音乐治疗对孤独症儿童的康复作用，研究者设计了一套音乐治疗活动，帮助孤独症儿童提高社会交往能力、语言表达与接受能力、躯体运动能力、感觉能力、生活自理能力等。

本研究将于 年 月至 年 月在本孤独症儿童教育中心进行，活动过程分为 15 次，每周 1 次，每次 30 分钟。若您对此项研究有任何疑问，请与我联系。我将为您详尽说明。恳请您同意和支持本研究。

研究完成后的记录，凡涉及孩子个人资料部分，将以匿名方式呈现。研究报告中使用虚构的人名和地址。感谢您的支持与合作！

本家长同意书由研究者和孩子家长各保留一份。

本家长同意我的孩子参加此项音乐治疗活动的研究。

家长签名：

日期：

联系电话：

邮箱地址：

附录二

孤独症儿童行为量表（简称 ABC 量表）由克鲁格等人（Krug et al.1978）编制，1989 年北京医科大学杨晓玲教授将该量表引进并进行了修订，主要用于孤独症儿童的筛查。孤独症儿童行为量表（Autism Behavior Checklist，ABC 量表），由 57 个描述孤独症儿童的感觉、行为、情绪、语言等方面异常表现的项目组成，可归纳为 5 个因子：①感觉；②交往；③躯体运动；④语言；⑤生活自理。

填写时，首先请家长根据孩子近期的表现填选，系统将会自动计分，反馈给您评估结果。如果受测者的量表总分等于或高于 31 分，可怀疑为患有孤独症；如果受测者的量表总分等于或高于 62 分，请及早到专业机构进行确诊，并尽早进行科学干预。

孤独症 / 孤独症儿童行为评定量表（ABC 量表）

姓名		年龄		填写人		
条目					是	否
喜欢长时间的自身旋转						
学会做一件简单的事，但很快就忘记						
经常没有接触环境或进行交往的要求						
往往不能接受简单的指令（如坐下、过来）						
不会玩玩具（如没完没了地转动、乱扔、揉）						
视觉辨别能力差 （如对一种物体的特征，大小、颜色、位置等的辨别能力差）						

姓名		年龄		填写人		
条目					是	否
无交往性微笑（即不会与人点头、招呼、微笑）						
代词运用的颠倒或混乱（你我分不清）						
经常长时间地拿着某种东西						
似乎没在听人说话，以至有人怀疑他有听力问题						
说话不合音调，无节奏						
长时间摇摆身体						
要去拿什么东西，但又不是身体所能达到的地方（即对自身与物体的距离估计不足）						
对环境和日常生活规律的改变产生强烈反应						
当与其他人在一起时，呼唤他 / 她的名字他没有反应						
经常做出前冲、旋转、脚尖行走、手指轻掐轻弹等动作						
对其他人的面部表情没有反应						
说话时很少用"是"或"我"等词						
有某一方面的特殊能力，似乎与智力低不相符合						
不能执行简单的含有介词的指令（如把球放在盒子上或放在盒子里）						
有时对很大的声音不产生吃惊的反应（可能让人想到儿童是聋人）						
经常拍打手						
发大脾气或经常发点儿脾气						
主动回避与别人的眼光接触						
拒绝别人接触或拥抱						

续 表

姓名		年龄		填写人			
条目						是	否
有时对很痛苦的刺激如摔伤、割破或注射不引起反应							
身体表现很僵硬，很难抱住							
当抱着他时，感到他肌肉松弛（即使他不紧贴着抱他的人）							
以姿势、手势表示所渴望得到的东西（而不倾向于用语言表示）							
常用脚尖走路							
用咬人、撞人、踢人等行为伤害他人							
不断地重复短句							
游戏时不模仿其他儿童							
当强光直接照射眼睛时常常不眨眼							
以撞头、咬手等行为自伤							
想要什么东西不能等待（一想要什么就马上要得到）							
不能指出 5 个以上物体的名称							
不能发展任何友谊（不会和小朋友来往、交朋友）							
有许多声音的时候常常捂耳朵							
经常旋转碰撞物体							
在训练大小便方面有困难（不会控制大小便）							
一天只能提出 5 个以内的要求							
经常受到惊吓或非常焦虑不安							
在正常光线下斜眼、闭眼、皱眉							
不是经常被帮助的话，不会自己给自己穿衣							
一遍遍重复一些声音或词							

194

姓名		年龄		填写人		
条目					是	否
瞪着眼看人，好像要看穿似的						
重复别人的问话或回答						
经常不能意识到所处的环境，并且可能对危险的环境不在意						
特别喜欢摆弄，着迷于单调的东西或游戏、活动等（如来回地走或跑，没完没了地蹦、跳、拍、敲）						
对周围东西喜欢嗅、摸或尝						
对生人常无视觉反应（对来人不看）						
纠缠在一些复杂的仪式行为上，就像缠在魔圈里（如走路一定要走一定的路线；饭前或睡前或干什么事前一定要把什么东西摆在什么地方或做什么动作，否则就不睡不吃）						
经常毁坏东西（家里的一切用具很快就弄坏了）						
在 2 岁以前就发现该儿童发育延迟						
在日常生活中至少用 15 个但又不超过 30 个短句进行交流（注：不到 15 句也打"√"）						
长期凝视一个地方（呆呆地看一处）						

附录三

孤独症儿童基本情况调查表

编号：____

儿童姓名		性别		出生年月	
填表者姓名		填表者与儿童关系		填表日期	
是否诊断		诊断结果与地点			
兴趣爱好		有无产伤		出生体重	
是否接受过其他训练		持续时间		有无住院史	
孩子目前主要的抚养人					
父亲姓名	年龄		职业		文化程度
	身体状况		与儿童经常在一起的时间段		
母亲姓名	年龄		职业		文化程度
	身体状况		与儿童经常在一起的时间段		

主要经济来源		按常住人口计算的家庭平均每月收入	
常住地常住人口		一年内人均居住面积	
其他主要监护人情况：有无共同居住的祖辈，以及他们的健康状况、和孙辈在一起的时间段			
主要亲属中有无重大精神疾患和其他残疾			
孩子在家表现及特点的简单分析（包括行为、语言、动作、生活自理等方面的简要说明）			

最方便的联系方式：父亲电话

母亲电话

电子邮件

附录四

自卑感量表（The Feelings of Inadequacy Scale）

请根据你的实际情况和想法选择答案，答案共五个数（1 表示从不，2 表示小部分时候是这样，3 表示部分时候是这样，4 表示大部分时候是这样，5 表示总是这样），数字越大表示越符合。答案无正确、错误之分，按实际情况填写即可。（在数字上打"√"）

1. 和你认识的人相比，你认为自己不如他们？

1 2 3 4 5

2. 你是否认为自己是一个没有价值的人?

　　　　　　　　　　　　　　　　　　　1 2 3 4 5

3. 你认为在未来你认识的人会看得起你,尊重你?

　　　　　　　　　　　　　　　　　　　1 2 3 4 5

4. 你是否对自己失望过,并怀疑自己是一个没有用的人?

　　　　　　　　　　　　　　　　　　　1 2 3 4 5

5. 你经常厌恶自己?

　　　　　　　　　　　　　　　　　　　1 2 3 4 5

6. 一般来说,你对自己的能力有信心?

　　　　　　　　　　　　　　　　　　　1 2 3 4 5

7. 你经常感到自己什么事情都做不好?

　　　　　　　　　　　　　　　　　　　1 2 3 4 5

8. 你很关心自己与其他人相处是否融洽?

　　　　　　　　　　　　　　　　　　　1 2 3 4 5

9. 你经常担心自己做的事情会被老师和家人批评?

　　　　　　　　　　　　　　　　　　　1 2 3 4 5

10. 当你独自走进一间已经有其他人在里面聊天的房间时,你会感到害怕和焦虑?

　　　　　　　　　　　　　　　　　　　1 2 3 4 5

11. 你经常感觉到不自在?

　　　　　　　　　　　　　　　　　　　1 2 3 4 5

12. 在学习上,你很关心其他人把你看作成功者还是失败者?

　　　　　　　　　　　　　　　　　　　1 2 3 4 5

13. 和很多人在一起时，你觉得找到能聊得来的话题很难？

1 2 3 4 5

14. 假如你做了一件令人难堪的事，你需要很久才能忘掉这个事情？

1 2 3 4 5

15. 第一次见到不认识的人，你会感到不自在或不好意思？

1 2 3 4 5

16. 你经常担心别人不愿意跟你待在一起？

1 2 3 4 5

17. 你经常因为害羞而感到烦恼？

1 2 3 4 5

18. 当你感到别人对你看法不好时，你会感到很担忧？

1 2 3 4 5

19. 你经常因为别人对你的看法而感到焦虑不安？

1 2 3 4 5

20. 当你需要为了完成一份作业去读相关资料时，你感到困难的程度大吗？

1 2 3 4 5

21. 当你需要说服和你想法相反的老师时，你会感到十分担忧或焦虑吗？

1 2 3 4 5

22. 在做作业时，你经常感到无法把你的想法表达清楚？

1 2 3 4 5

23. 在课堂上做阅读理解时，你觉得困难？

1 2 3 4 5

24. 你经常觉得自己的学习能力比同学差？

                                    1 2 3 4 5

25. 在完成一份重要作业时，你经常觉得自己很棒？

                                    1 2 3 4 5

26. 和同学相比，你经常认为自己需要付出很多努力才能取得和他们一样的成绩？

                                    1 2 3 4 5

27. 你为自己的外貌或体形而感到自卑？

                                    1 2 3 4 5

28. 你认为你的很多朋友或同学在外表上比你好看？

                                    1 2 3 4 5

29. 你会经常幻想自己变得更漂亮？

                                    1 2 3 4 5

30. 你会因为自己是否能够吸引异性的注意而感到焦虑？

                                    1 2 3 4 5

31. 你认为你的外表很有吸引力？

                                    1 2 3 4 5

32. 你曾认为自己的肢体不太协调？

                                    1 2 3 4 5

33. 你觉得自己在体育运动能力上不如大多数人？

                                    1 2 3 4 5

34. 在要参加体育运动时，你会觉得自己做不好？

                                    1 2 3 4 5

35. 你经常认为自己不擅长运动或跳舞？

1 2 3 4 5

36. 当你要完成一项体育运动，并且知道别人在看你时，你会变得紧张或不安？

1 2 3 4 5

其中 3、6、25、31 是反向计分，其余是正向计分。

附录五

面谈内容与客观行为评定

1. 被试的主观感受和其他的相关信息

（1）你在社交场合下感到紧张吗？在哪些社交场合下感到紧张？

（2）请对自己的社交情况进行评价。

（3）你害怕被别人关注吗？为什么？

（4）你害怕被别人批评吗？为什么？

（5）请陈述下你交往焦虑问题的发展史和曾经做过的努力。

（6）有无心理咨询、团体心理辅导或者药物治疗的经历，以及现在是否正在接受心理咨询与治疗？了解被试的身体健康状况、既往病史和家族病史。

（7）面谈者介绍团体干预的性质、内容、形式、成员人数和组成，小组每次活动的时间、活动的频率和持续的时长。面谈者说明参加小组活动需要花费比较多的时间，需要来访者积极配合，参加的次数越多，收获越大。每位大学生在确定入组后需写下保证书，以保证能够参加每次小组活动。

（8）询问并记录被试者平时空余的时间，确定他们在加入小组后，能够保证参加每次活动。

2. 客观行为评定

（1）表情方面：

a. 目光是否游离不定？或者不敢正视研究者？或者交流时很少目光接触？

b. 是否脸红？笑容是否不自然、不真实？

（2）肢体语言方面：

a. 手是否处于紧张状态（握拳、用力插在衣袋或者裤袋里）？

b. 是否坐在沙发的前部或者边缘部分？

c. 脚是否不自然地上下替换交叉？或者轻轻抖动？

d. 身子坐得僵直还是自然放松？

附录六

招募前预备测试

交往焦虑量表（IAS）

姓名：　　　　性别：

联系电话：　　　　联系 Email：

指导语：本次测试结果仅作为招募组员参考依据，对测试人员没有不良影响，测试结果除了本项目主持人了解，将不会泄露给其他无关人员。请认真阅读下面的每一个条目，并决定其陈述对您是否适用或这些条目真实的程度。根据以下标准在每一条目后写出分数（1—5），在对应的空格内打"√"。

1= 本条与我一点儿也不相符

2= 本条与我有一点儿相符

3= 本条与我中等程度相符

4= 本条与我非常相符

5= 本条与我极其相符

序号	条目	1	2	3	4	5
1	即使在非正式的聚会上，我也常感到紧张					

续　表

序号	条目	1	2	3	4	5
2	与一群不认识的人在一起时，我通常感到不自在					
3	与异性交谈时，我通常感到紧张					
4	在必须同老师或者上司谈话时，我感到紧张					
5	聚会常会使我感到焦虑和不自在					
6	与大多数人相比，我在社会交往中可能较多羞怯					
7	在与我不太熟悉的同性谈话时，我常常感到紧张					
8	在求职面试时，我是会紧张的					
9	我希望自己在社交场合中信心更足一些					
10	在社交场合中，我会感到羞愧					
11	一般而言，我是一个害羞的人					
12	在与一位迷人的异性交谈时，我经常感到紧张					
13	给不太熟悉的人打电话时，我通常觉得紧张					
14	我在与权威人士谈话时感到紧张					
15	周围的人和我很不一样，我感到紧张					

评分标准：

15～30：您在社交中态度行为自然，并且充满自信心，是一位成功的交往者。

30～45：您在社交中表现一般，无特定的紧张和焦虑。

45～60：您在人际交往中会显得较为紧张及缺乏信心。希望您在交往中更自信。

60～75：您在人际交往之前及之中都更加焦虑及缺乏信心，并关注在交往中别人怎样看待自己。还担心别人如何评价自己的外表。

附录七

社交回避与苦恼量表（SADS）

姓名：　　　　　性别：

联系电话：　　　　联系 Email：

指导语：下面是一些判断语句，请根据您的实际情况，在符合的选项上打"√"。测试时间5～10分钟。

1. 即使在不熟悉的社交场合里，我仍感到放松	是	否
2. 我尽量避免迫使我参加交际应酬的情形	是	否
3. 我同陌生人在一起时很容易放松	是	否
4. 我并不是特别想去回避人们	是	否
5. 我通常发现社交场合令人心烦意乱	是	否
6. 在社交场合我通常感觉平静及舒适	是	否
7. 在同异性交谈时，我通常感觉放松	是	否
8. 我尽量避免与他人讲话，除非特别熟	是	否
9. 如果有同新人相会的机会，我会抓住的	是	否
10. 在非正式的聚会上如有异性参加，我通常觉得焦虑和不安	是	否

续　表

11. 我通常与人们在一起时感到焦虑，除非与他们特别熟	是	否
12. 我与一群人在一起时通常感到放松	是	否
13. 我经常想离开人群	是	否
14. 在置身于不认识的人群中时，我感到不自在	是	否
15. 在初次遇见某些人时，我通常是放松的	是	否
16. 被介绍给别人使我感到紧张和焦虑	是	否
17. 尽管满房间都是生人，我可能还是会进去的	是	否
18. 我会避免走上前去加入到一大群人中间	是	否
19. 当上司想同我谈话时，我很高兴与他谈话	是	否
20. 当与一群人在一起时，我通常感觉忐忑不安	是	否
21. 我喜欢躲开人群	是	否
22. 在晚上或社交聚会上与人们交谈对我不成问题	是	否
23. 在一大群人中间，我极少能感到自在	是	否
24. 我经常想出一些借口以回避社交活动	是	否
25. 我有时充当为人们相互介绍的角色	是	否
26. 我尽量避开正式的社交场合	是	否
27. 我通常参加我所能参加的各种社会交往。不管是什么社交活动，我一般能去就去	是	否
28. 我发现同他人在一起时放松很容易	是	否

　　在 2、5、8、10、11、13、14、16、18、20、21、23、24、26 条目回答"是"得 1 分；而在 1、3、4、6、7、9、12、15、17、19、22、25、27、28 条目回答"否"得 1 分。

回避分量表的分数为：

1. 分数低于 7 时，表示个体表现正常，没有这方面问题。

2. 分数高于等于 7，但低于 10 时，则表示个体在这方面可能存在一定程度的问题，需要进一步接受专业人员的检查。

3. 分数高于等于 10 时，则表示存在这方面的问题，需要接受专业的帮助。

焦虑分量表的分数为：

1. 分数低于 8 时，表示个体表现正常，没有这方面问题。

2. 分数高于等于 8，但低于等于 11 时，则表示个体在这方面可能存在一定程度的问题，需要进一步接受专业人员的检查。

3. 分数高于等于 11 时，则表示存在这方面的问题，需要接受专业的帮助。

总分：

1. 分数低于 13 时，表示个体表现正常，没有这方面问题；

2. 分数高于等于 13，但低于 18 时，则表示个体在这方面可能存在一定程度的问题，需要接受进一步的专业人员的检查；

3. 分数高于等于 18，则表示个体存在这方面的问题，需要接受专业的帮助。

附录八

交往焦虑量表（IAS）

姓名：　　　　性别：

联系电话：　　　　联系 Email：

指导语：同学您好！感谢您参加我们的交往学习小组活动，希望我们的活动对您有所帮助，请对我们的活动效果作评价，谢谢您的配合！请认真阅读下面的每一个条目，并决定其陈述对您是否适用或这些条目真实的程度。请注意，这里要回答的是您实际上认为您自己怎样，而不是回答您认为您应该怎样。答案无正确错误好坏之分，请按照您的真实情况来描述您自己。每一题只能选择一个答案，有些题目您可能从未思考过，或感到不容易回答，对这样的题目，同样请您做出一种倾向性的选择。根据以下标准在每一条目后写出分数（1—5）。

1= 本条与我一点儿也不相符

2= 本条与我有一点儿相符

3= 本条与我中等程度相符

4= 本条与我非常相符

5= 本条与我极其相符

序号	条目	1	2	3	4	5
1	即使在非正式的聚会上，我也常感到紧张					
2	与一群不认识的人在一起时，我通常感到不自在					
3	与异性交谈时，我通常感到紧张					
4	在必须同老师或者上司谈话时，我感到紧张					
5	聚会常会使我感到焦虑和不自在					
6	与大多数人相比，我在社会交往中可能较多羞怯					
7	在与我不太熟悉的同性谈话时，我常常感到紧张					
8	在求职面试时，我是会紧张的					
9	我希望自己在社交场合中信心更足一些					
10	在社交场合中，我会感到羞愧					
11	一般而言，我是一个害羞的人					
12	在与一位迷人的异性交谈时，我经常感到紧张					
13	给不太熟悉的人打电话时，我通常觉得紧张					
14	我在与权威人士谈话时感到紧张					
15	即使周围的人和我很不一样，我也感到紧张					

量表中分从 15 分（社交焦虑程度最低）到 75 分（社交焦虑程度最高），焦虑程度与总分成正比。承前所述，在 20 世纪 80 年代，以该量表为工具对美国三所不同地区 1140 名大学生进行评估，其平均分及标准差相对稳定，平均分为 38.9，标准差为 9.7。

附录九

症状自评量表（SCL-90）

姓名：　　　　　　性别：

联系电话：　　　　　联系 Email：

指导语：以下是一组人们用来形容自己考试时心情的句子。请细读每一句话，并依您的情况作答。答案无正误之分。也不必在任何一句话上花太多时间，只要答出能形容您平常感觉的答案即可。根据以下标准在每一条目后写出分数（1—5）。

1= 没有（自觉并无该项问题或症状）

2= 很轻（自觉有该问题或症状，但发生得并不频繁、严重）

3= 中等（自觉有该项症状，其严重程度为轻到中度）

4= 偏重（自觉常有该项症状，其程度为中到严重）

5= 严重（自觉该症状的频度和强度都十分严重）

序号	条目	1	2	3	4	5
1	头痛					
2	神经过敏，心中不踏实					
3	头脑中有不必要的想法或字句盘旋					
4	头晕或晕倒					

序号	条目	1	2	3	4	5
5	对异性的兴趣减退					
6	对旁人求全责备					
7	感到别人能控制您的思想					
8	责怪别人制造麻烦					
9	忘性大					
10	担心自己的衣饰整齐及仪态的端正					
11	容易烦恼和激动					
12	胸痛					
13	害怕空旷的场所或街道					
14	感到自己的精力下降，活动减慢					
15	想结束自己的生命					
16	听到旁人听不到的声音					
17	发抖					
18	感到大多数人不可信任					
19	胃口不好					
20	容易哭泣					
21	同异性相处时感到害羞、不自在					
22	感到受骗，中了圈套或有人想抓住您					
23	无缘无故地突然感到害怕					
24	自己不能控制地大发脾气					
25	怕单独出门					
26	经常责怪自己					
27	腰痛					

续　表

序号	条目	1	2	3	4	5
28	感到难以完成任务					
29	感到孤独					
30	感到苦闷					
31	过分担忧					
32	对事物不感兴趣					
33	感到害怕					
34	您的感情容易受到伤害					
35	旁人能知道您的私下想法					
36	感到别人不理解您、不同情您					
37	感到人们对您不友好，不喜欢您					
38	做事必须做得很慢，以保证做得正确					
39	心跳得很厉害					
40	恶心或胃部不舒服					
41	感到比不上他人					
42	肌肉酸痛					
43	感到有人在监视您、谈论您					
44	难以入睡					
45	做事必须反复检查					
46	难以做出决定					
47	怕乘电车、公共汽车、地铁或火车					
48	呼吸有困难					
49	一阵阵发冷或发热					
50	因为感到害怕而避开某些东西、场合或活动					

序号	条目	1	2	3	4	5
51	脑子变空了					
52	身体发麻或刺痛					
53	喉咙有梗塞感					
54	感到前途没有希望					
55	不能集中注意力					
56	感到身体的某一部分软弱无力					
57	感到紧张或容易紧张					
58	感到手或脚发重					
59	想到死亡的事					
60	吃得太多					
61	当别人看着您或谈论您时感到不自在					
62	有一些不属于您自己的想法					
63	有想打人或伤害他人的冲动					
64	醒得太早					
65	必须反复洗手、点数					
66	睡得不稳不深					
67	有想摔坏或破坏东西的想法					
68	有一些别人没有的想法					
69	感到对别人神经过敏					
70	在商店或电影院等人多的地方感到不自在					
71	感到任何事情都很困难					
72	一阵阵恐惧或惊恐					
73	感到在公共场合吃东西很不舒服					

续 表

序号	条目	1	2	3	4	5
74	经常与人争论					
75	单独一人时神经很紧张					
76	别人对您的成绩没有做出恰当的评价					
77	即使和别人在一起也感到孤单					
78	感到坐立不安心神不定					
79	感到自己没有什么价值					
80	感到熟悉的东西变得陌生或不像是真的					
81	大叫或摔东西					
82	害怕会在公共场合晕倒					
83	感到别人想占您的便宜					
84	为一些有关性的想法而很苦恼					
85	您认为应该因为自己的过错而受到惩罚					
86	感到要很快把事情做完					
87	感到自己的身体有严重问题					
88	从未感到和其他人很亲近					
89	感到自己有罪					
90	感到自己的脑子有毛病					

SCL-90 包括 9 个因子，每一个因子反映出个体某方面的症状情况，通过因子分可了解症状分布特点。因子分等于组成某一因子的各项总分除以组成某一因子的项目数。当个体在某一因子的得分大于 2 时，即超

出正常均分，则个体在该方面就很有可能有心理健康方面的问题。

1. 躯体化

主要反映为身体不适感，包括心血管、胃肠道、呼吸和其他系统的不适，和头痛、背痛、肌肉酸痛等躯体不适表现。

该分量表的得分在12至60分之间。得分在36分以上，表明个体在身体上有较明显的不适感，并常伴有头痛、肌肉酸痛等症状。得分在24分以下，躯体症状表现不明显。总的说来，得分越高，躯体的不适感越强；得分越低，症状体验越不明显。

2. 强迫症状

主要指那些明知没有必要，但又无法摆脱的无意义的思想、冲动和行为，还有一些比较一般的认知障碍的行为征象也在这一因子中反映。

该分量表的得分在10至50分之间。得分在30分以上，强迫症状较明显。得分在20分以下，强迫症状不明显。总的说来，得分越高，表明个体越无法摆脱一些无意义的行为、思想和冲动，并可能表现出一些认知障碍的行为征兆；得分越低，表明个体在此种症状上表现越不明显，没有出现强迫行为。

3. 人际关系敏感

主要是指某些人际的不自在与自卑感，特别是与其他人相比较时更加突出。在人际交往中的自卑感、心神不安、明显的不自在，以及人际交流中的不良自我暗示、消极的期待等是这方面症状的典型原因。

该分量表的得分在9至45分之间。得分在27分以上，表明个体人际关系较为敏感，人际交往中自卑感较强，并伴有行为症状（如坐立不安、退缩）。得分在18分以下，表明个体在人际关系上较为正常。总的说来，得分越高，个体在人际交往中表现的问题就越多，自卑、自我中心越突出，并且已表现出消极的期待。得分越低，个体在人际关系上越能应付自如，人际交流自信、胸有成竹，并抱有积极的期待。

4. 抑郁

苦闷的情感与心境为代表性症状，以生活兴趣的减退、动力缺乏、活力丧失等为特征。还表现出失望、悲观，以及与抑郁相联系的认知和躯体方面的感受，另外，还包括有关死亡的思想和自杀观念。

该分量表的得分在 13 至 65 分之间。得分在 39 分以上，表明个体的抑郁程度较强，生活缺乏足够的兴趣，缺乏运动活力，极端情况下，可能会有想死亡的思想和自杀的观念。得分在 26 分以下，表明个体抑郁程度较弱，生活态度乐观积极，充满活力，心境愉快。总的说来，得分越高，抑郁程度越明显，得分越低，抑郁程度越不明显。

5. 焦虑

一般指那些烦躁、坐立不安、神经过敏、紧张，以及由此产生的躯体征象，如震颤。

该分量表的得分在 10 至 50 分之间。得分在 30 分以上，表明个体较易焦虑，易表现出烦躁、不安静和神经过敏，极端时可能导致惊恐发作。得分在 20 分以下，表明个体不易焦虑，易表现出安定的状态。总的说来，得分越高，焦虑表现越明显；得分越低，越不会导致焦虑。

6. 敌对

主要从三方面反映敌对的表现：思想、情感及行为。其项目包括厌烦的感觉、摔物、争论，直到不可控制的脾气爆发等各方面。

该分量表的得分在 6 至 30 分之间。得分在 18 分以上，表明个体易表现出敌对的思想、情感和行为。得分在 12 分以下，表明个体容易表现出友好的思想、情感和行为。总的说来，得分越高，个体越容易敌对，好争论，脾气难以控制；得分越低，个体的脾气越温和，待人友好，不喜欢争论，无破坏行为。

7. 恐怖

恐惧的对象包括出门旅行、空旷场地、人群或公共场所和交通工具。此外，还有社交恐惧。

该分量表的得分在 7 至 35 分之间。得分在 21 分以上，表明个体恐怖症状较为明显，常表现出社交、广场和人群恐惧。得分在 14 分以下，表明个体的恐怖症状不明显。总的说来，得分越高，个体越容易对一些场所和物体发生恐惧，并伴有明显的躯体症状；得分越低，个体越不易产生恐怖心理，越能正常地交往和活动。

8. 偏执

主要指投射性思维，如敌对、猜疑、妄想、被动体验和夸大等。

该分量表的得分在 6 至 30 分之间。得分在 18 分以上，表明个体的偏执症状明显，较易猜疑和敌对。得分在 12 分以下，表明个体的偏执症状不明显。总的说来，得分越高，个体越易偏执，表现出投射性的思维和妄想；得分越低，个体思维越不易走极端。

9. 精神病性

反映各式各样的急性症状和行为，即限定不严的精神病性过程的症状表现。

该分量表的得分在 10 至 50 分之间。得分在 30 分以上，表明个体的精神病性症状较为明显；得分在 20 分以下，表明个体的精神病性症状不明显。总的说来，得分越高，越多地表现出精神病性症状和行为。得分越低，就越少地表现出这些症状和行为。